"十三五"
规划教材

"十三五"高等教育医药院校规划教材/多媒体融合创新教材

供护理、助产、相关医学技术类等专业使用

助产学基础

ZHUCHANXUE
JICHU

主编◎ 陆晓媛 朱锦明

郑州大学出版社

郑 州

图书在版编目(CIP)数据

助产学基础/陆晓媛,朱锦明主编. —郑州:郑州大学出版社,2017.10

ISBN 978-7-5645-4299-3

Ⅰ.①助… Ⅱ.①陆…②朱… Ⅲ.①助产学 Ⅳ.①R717

中国版本图书馆 CIP 数据核字(2017)第 114149 号

郑州大学出版社出版发行

郑州市大学路 40 号   邮政编码:450052

出版人:张功员   发行电话:0371-66966070

全国新华书店经销

河南文华印务有限公司印制

开本:889 mm×1 194 mm   1/16

印张:11.25

字数:274 千字

版次:2017 年 10 月第 1 版   印次:2017 年 10 月第 1 次印刷

书号:ISBN 978-7-5645-4299-3   定价:29.00 元

作者名单

主　编　陆晓媛　朱锦明
副主编　杜凤英　周　洁　桂　影
编　委　（按姓氏笔画排序）
　　　　朱锦明　李　丽　杜凤英
　　　　何晓娟　张　贤　张雪梅
　　　　陆晓媛　周　洁　桂　影
　　　　顾　琳　黄洋子
秘　书　杜凤英

"十三五"高等教育医药院校规划教材/ 多媒体融合创新教材

建设单位

（以单位名称首字拼音排序）

安徽医科大学	济宁医学院
安徽中医药大学	嘉应学院
蚌埠医学院	井冈山大学
承德医学院	九江学院
大理学院	南华大学
赣南医学院	平顶山学院
广东医科大学	山西医科大学
广州医科大学	陕西中医药大学
贵阳中医学院	邵阳学院
贵州医科大学	泰山医学院
桂林医学院	西安医学院
河南大学	新乡医学院
河南大学民生学院	新乡医学院三全学院
河南广播电视大学	徐州医科大学
河南科技大学	许昌学院医学院
河南理工大学	延安大学
河南中医药大学	延边大学
湖南医药学院	右江民族医学院
黄河科技学院	郑州大学
江汉大学	郑州工业应用技术学院
吉林医药学院	

前　言

　　近年来,随着我国卫生和教育事业的发展,增进了与国际助产联盟的交流,先进的助产服务模式和理念逐步渗透到我国的助产行业。同时,助产专业建设也得到了前所未有的重视,助产专业高等教育开始迈向了一个新的台阶。为促进助产专业建设,培养出高素质的助产队伍,结合新时期我国助产专业教育的发展及缺乏专业教材的需求,我们编写了这本《助产学基础》,供高等教育助产专业教学使用。

　　本书内容主要介绍了助产相关的基础知识,包括女性生殖系统解剖与生理、胚胎的生长发育、妊娠期妇女的生理和心理变化以及优生学基础知识等。阐述了妊娠期保健及产科合理用药等基础知识及现代产科管理与质量评价,也介绍了助产学发展及助产相关的伦理和法律法规等。

　　本书由临床和教学一线妇产科专家、助产专家和护理学专家编写,得到全体编者及其所在单位的大力支持,在此谨表诚挚谢意!

　　本书在内容和编排上难免有不妥之处,希望使用本书的师生和产科同仁给予指正,以便再次修订时纠正和改进。

编者

2017 年 1 月

目 录

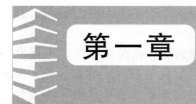

总论

　　助产学是专门研究妇女妊娠分娩过程、助产技术及服务模式对孕产妇和胎婴儿的生理机制、心理反应和社会适应的影响,并提供适宜的技术和护理,使其获得良好分娩结局的应用科学。助产学是一门独立的医学科学,也是一门范围较广的临床学科,它以产科的系统理论为基础,研究妇女在妊娠期、分娩期、产褥期的保健知识,以及胎儿、新生儿的各种生理和病理变化,常用助产技术,家庭健康育儿等知识,并贯穿心理学、社会学、遗传学等综合性内容的一门学科,是妇幼卫生工作的一个重要组成部分,在医学中具有独立性和特殊性。

第一节　助产学发展史

一、助产学的萌芽

　　自从有了人类的繁衍就有了助产,就有专人参与照顾妇女的生育过程。古代通常由年长、有过分娩经验的妇女帮助年轻的母亲分娩,这就是早期的助产雏形。"稳婆"在中国历史上成为最早的一种为家庭服务的民间职业人之一,她们没有经过任何专业的教育和培训,凭借的能力是自己或家族积累的生产经验和接生的知识。然而,在历史上社会并没有赋予这些人很高的社会地位,由于古代封建社会妇女的卑微地位及她们从事的职业与女性的隐私部位及社会禁忌有关,她们处于社会底层职业"三姑六婆"中的最底层。随着西方助产医学传入中国,助产人的社会角色发生了改变,由此进入了中国助产历史发展的萌芽时期。

二、国外助产专业的发展

(一)欧洲助产历史

　　欧洲文明的发展承袭着古代希腊、罗马的文明遗产,即使在漫长而又黑暗的中世纪(约476—1453年)欧洲的大部分妇女都是在助产士帮助下完成分娩的。14—16世纪欧洲文艺复兴,揭开了现代欧洲历史的序幕,被认为是中古时代和近代的分界,也是封建主义时代和资本主义时代的分界。

随着 17—18 世纪欧洲启蒙运动的开始,科学逐渐取代了迷信。医疗护理开始加快发展,安全生育越来越受到重视,而助产这一古老的专业伴随着社会的发展变迁,开始了与产科医疗此消彼长的漫长角力。

19—21 世纪,医学科学飞速发展。公元 1876 年,意大利外科医生埃德多·保罗发现在剖宫产术同时行子宫切除术,使产妇更有可能存活,同时减少了败血症或大出血的危险。其后的英格兰外科医生罗伯特·劳森·泰特在妇科手术中采取手术缝合子宫壁。德国人凯若·弗迪南德和塞格·马克思在剖宫产手术中将缝合术和无菌技术结合后,剖宫产死亡率从 65%～75% 下降到了 5%～10%。之后,剖宫产率的逐步升高,演变成了许多国家的社会问题。

(二)西方国家助产专业化进程

德国是开展助产最古老的欧洲国家之一。公元 1452 年的德国里根斯堡,助产士必须签署誓词,方可得到行业许可证。虽然当时是出于对助产士的制约,也从另一个侧面看到了助产的专业化雏形。到 19 世纪助产已成为独立的专业。1922 年,德国即通过法律要求每个妇女都应获得助产服务。20 世纪 30 年代已制定了完善的助产士法和独立于护理的助产教育模式。助产和护理是两个不同的专业,各自拥有独立的教学体系。助产与护理从课程设置、能力要求、责任区分到实践要求的内容都是不同的。20 世纪至 21 世纪,随着社会发展,国家赋予助产士更多新的职能,助产士的职责比过去要广泛得多。

荷兰被认为是欧洲助产发展的典范。它在 18 世纪中期就出现了地方医疗机构培训助产士和进行助产士注册考试的记载。1818 年,荷兰政府正式通过第一个《助产士管理条例》,并承认助产士在分娩服务中的合法地位。1865 年,助产士从医学实践中分离出来,成为独立的医疗执业者。1941 年荷兰制定了区分正常分娩和高危分娩的条例,并且规定那些处于正常条件的孕产妇,只有接受助产士的服务才能获得免费医疗,从而赋予了助产士独特的专业地位,促进了正常分娩。

在瑞典,助产是一个独立的专业,具有悠久的历史。在 16—17 世纪就提出了"帮助妇女分娩"的说法。当时,这纯粹是一个女性的业务。18 世纪初期,"帮助分娩"开始专业化,而且瑞典政府逐步参与管理并引入了助产专业正规教育和助产规章。19 世纪助产士工作领域得到了扩展,涉及正常产程、分娩的观察处理,新生儿照护,以及难产护理。20 世纪末,助产士职责扩展至产前和产后护理、计划生育、新父母教育以及妇女保健。如今,瑞典助产士的工作范畴已涉及整个生命周期的疾病预防和生殖保健,尤其是提供母婴健康安全保障。

在英国,助产学的历史可以追溯到 19 世纪 80 年代。1881 年由政府组织成立助产士训练班,1947 年改为皇家助产学院。英国于 1902 年通过英格兰助产师法,并且成立了中央助产委员会(Central Midwives board),确定了对助产士进行注册和颁发资格证的要求,同时主张助产士应该得到监督,以确保她们高效地操作。20 世纪 60 年代后,英国和美国的女权主义者主张妇女应该在分娩过程中负起责任来,从妇产科男医师那里夺回了主动权,这为助产士的发展提供了极好的机会。20 世纪 70—80 年代,助产士数量迅速增长,她们为促进产妇和婴儿的健康做出了极大的贡献,助产学也迅速发展。

三、我国助产专业的发展

中国是一个有着悠久历史文化的文明国家,上下几千年,在政治、经济和民生各方面沉淀和铸就了辉煌灿烂的文化,倚靠源远流长的社会变革背景逐步形成独特的中国助产文化。

古时候,稳婆是助产士的典型代表。但由于大多数稳婆都没有正确的理论基础和理论指导,仅依靠经验从业。在当时,孕产妇因感染或操作不当致死的人较多,同时婴幼儿的致畸致残率和死亡率也较高。虽然在古代,中国助产士的发展没有得到社会的重视,但是中医学中关于妇科、产科的发展却没有停下自己前进的脚步。

公元前256年以前,中医、助产以及其他的分类医学的阴阳理论都归为一体。最早提及妇科的文献是公元652年孙思邈所著的《备急千金要方》。而后,虽然昝殷于847年著的《经效产保》和郭稽中1109年写的《产育宝庆方》这两本书都非常简单,但它们的出现却把妇科最终从中医学中分离了出来。而1237年陈自明撰写的《妇人大全良方》,成为中国第一部综合性的中国妇科和助产著作,它共二十四卷,分八门:调经门、众疾门、求嗣门、胎教门、妊娠门、坐月门、难产门、产后门。随着这门专科妇产科医术的出现,中国助产学和妇科稳固了独立的学科地位。

新中国成立后,党和政府对妇女儿童保健工作极为重视,相继颁布了《婚姻法》《妇女儿童权益保护法》《优生法》《母婴保健法》等。新中国成立初期,推行了新法接生,使产妇及新生儿死亡率大幅度下降;迅速而普遍地建立了各级妇幼保健机构;通过各种渠道,培训了大批从事妇幼保健工作的技术人员;实行了妇女劳动保护制度。

1892年,JM Swan在我国广东省施行第一例剖宫产,产妇因感染而死亡;1906年,英国医师MC Poulter开始办产科训练班,教分娩机制等基本知识,于1911年建立我国最早的产科病房。1921年杨崇瑞医师在北平开设了中国第一所助产学校和产院,亲任校长,成为中国早期妇幼卫生工作助产教育的创始人,并以"牺牲精神,造福人群"作为该校校训。这是我国助产教育当时最高级别的学府。1930年,杨崇瑞拟订《助产士管理法》,呼吁新旧助产士一律需要登记注册。在她的带动下,全国范围内相继开办了不少助产学校,中国从此有了第一批有文化有技术的助产人才。到1947年,我国公立私立助产学校共计86所,学生约1712名,全国持助产士证者总计5268名。但是,根据当时英国中央助产委员会规定的标准,中国约需11万助产士方能保证在全国普遍开展妇婴卫生工作。可是,当时在卫生部登记的助产学校毕业生仅7000余名,与实际需要相差甚远。

1950年,在第一次全国妇幼卫生工作座谈会上,新中国将妇幼保健的首要任务确定为解决对妇女儿童威胁最大的接生问题,提出"改造旧产婆,推行新法接生"的工作方针,并严格规定必须选择在群众中有威信又有接生经验的、热心为公众服务的人进行培训。农村的接生状况有了一定的改善,接生人员在公众心目中的地位和受尊重的程度也有很大提高,接生人员也开始意识到自己肩负的神圣使命与职责。一种具有中国特色的助产管理、教育、培训机制及相关执业法规、制度已逐步形成。

随着20世纪70年代围生医学的兴起与发展,以及人们对优生优育的倡导与需求,助产工作已逐步向科学化与现代化方向发展。1993年8月,黄祝玲撰写的我国第一部助产学科方面的专著《助产学》的出版,标志着助产作为一门独立的学科在中国已经形成,并首次给助产学一个明确的定义:助产学是一门范围较广的学科,它以产科的系统理论为基础,包括妇幼保健、产前监护及助产与护理的工作内容、操作技术等,故不同于产科学。它是除了研究妇女在受孕期、妊娠期、分娩期及产褥期的各过程在体内进行的各种特殊的生理变化外,还包括心理学、社会学、遗传学与优生学等综合性内容的一门学科。它是妇幼卫生工作的一个重要组成部分。同时指出,助产士是一项光荣而神圣的职业,除具备护士的基本素质外还肩负着母婴两代人的健康。助产士与产妇及婴儿接触最多,很多诊断和处理都是由助产士来完成的。2006年北京大学与新西兰怀卡托理工学院护理学院合作开发了国内改革开放后第一个助产学中外合作项目,标志着中国高等助产教育进入一个新阶段。至2007年底全国共有253所助产士学校。2013年,除港澳台地区外,全国共有136所院校开办助产专业,这些院校分布于全国除港澳台外的26个省市自治区。由此可见,中国的助产教育和助产技术在国际文化扩散的影响下开始了专业化的进程。

第二节　助产学学科特点及从业人员要求

一、助产学的特点

1. 照顾对象的特殊性　妇女在孕、产过程中,全身各器官发生明显的生理变化,其临床过程有正常和异常种种表现,护理时,无论产前、产时及产后均应考虑母亲、胎儿和新生儿三方面的情况,既要重视孕产妇的健康安全,还应考虑胎儿在宫内的安危和出生后新生儿的健康问题。此外,由于女性特有的生理特点以及在社会、家庭中所处的特定地位,孕产妇可能在妊娠期及分娩过程中表现出紧张、焦虑,甚至恐惧,这些不良心理往往可导致难产,因此,还应加强对孕产妇的心理护理。

2. 工作性质的特殊性　产科的特点是"急"和"快",危急病人多,产妇、胎儿、新生儿病情变化快,医疗抢救和护理能否及时到位,不仅关系到母亲的生命、围生儿的安危,甚至关系到患者家庭的幸福。因此,要求高级助产士做到监测细致、反应敏捷、判断准确、密切配合、技能熟练,切实采取行之有效的措施,以保证母儿安全。

二、助产学学习方法

人是一个有机的统一整体,虽然助产学主要研究产前监护、助产技术、妇女保健等与女性生殖系统有关的问题,但生殖系统与整体之间相互影响,有着不可分割的密切关系,学习时一定要理论联系实际,正确认识个体与环境、局部与整体、预防与治疗、锻炼与医药等各个方面的辩证关系。在学习助产学课程的过程中,还必须注意培养自己高尚的医德医风,坚持为妇女儿童健康服务,发扬革命的人道主义精神,要做到不仅为患者诊治疾病,更要重视患者心理状态,保护患者的隐私。要具有"以人为本、以母婴的健康为中心"的现代助产理念,热爱生命,厚德诚信、博爱亲仁,有高度的责任心、同情心、爱心、团队协作精神,爱岗敬业。能建立良好的人际关系,有较高的人文、社会科学素养,使自己成为真正高素质的技能型高级助产人才。

三、助产士的基本职责和职业素质

1. 基本职责 按照"以家庭为中心的产科护理"的定位,高级助产士的基本职责是针对个案、家庭、新生儿在生理、心理、社会等方面的需要及调适,向她们提供安全、高质量的健康照顾。

2. 职业素质 助产士应具备以下职业素质。

(1)高尚的医德修养 产科工作肩负着保障两代人身心健康的光荣职责,助产士应有高度的事业心和强烈的责任感,遵循护理工作的行为规范和护理质量评价标准,关心、体贴、尊重服务对象,语言亲切、态度和蔼、工作认真细致、热情周到,为保障母婴健康、家庭幸福尽职尽责。

(2)扎实的专业知识及较高的操作技能水平 助产士应具备扎实的理论基础和熟练的操作技术,具备较强的护患沟通能力,主动了解孕产妇的情况,及时准确判断其存在的或潜在的健康问题,具备良好的应急协调能力,能针对病情,积极配合医疗,顺利完成护理工作。

(3)全面的综合素质 当前,助产士工作已从单一性"助产"向"全方位的医疗卫生保健服务"方向发展,高级助产士除掌握医学知识外,还应掌握人文、社会科学的知识。应坚持理论联系实际,创造性开展工作并不断完善,使孕产妇及家庭成员感到安全、满意,形成良好的医护患关系。产科工作紧张而繁忙,助产士必须具有健康的体魄和热情开朗的性格,以更好适应临床工作的需要。

四、助产学教育的展望

进入 21 世纪,计划生育政策实行 30 年后,社会经济快速发展,人口素质不断提高,社会对助产人员也提出了更高要求,助产教育的重要性又凸显出来。由于近 10 年来我国的剖宫产率不断上升,业内人士开始审视现有的产科服务模式,重新认识助产士的价值和现行的人才培养方式。护理管理者、教育者和临床助产士从不同的角度分析了提高助产教育层次的必要性、紧迫性,加大了对助产教育的研究力度,中华护理学会妇产科专业组王立新主任建议我国应该加快助产学的专业化步伐,尽快融入国际助产士大家庭;叶鸿瑁教授充分肯定了助产士在围生医学保健工作中发挥的重要作用;全国政协委员陈子江建议尽快恢复助产士职称系列,加大专业教育力度。2005 年,北京大学第三医院与新西兰怀卡托理工学院联合发起组织高级助产教育联盟、签署助产教学教育国际合作项目,杭州师范大学也开展了国际助产本科教育项目研究;2006 年 10 月,首届国际助产教育与实践论坛在北京召开;2010 年 4 月,全国助产专业教学工作会议召开,同年中国高级助产教育联盟成立。专家、学者的重视,卫生教育领域的国际交流,推动了助产专业教育的发展,促进中国的助产教育再次进入快速发展期。

助产学、助产专业及助产士这一研究并服务于人类繁衍、民族发展和文化传承的

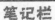

学科体系,伴随着全球社会、经济、文化的变迁与发展,也经历着跌宕起伏、兴衰存亡的命运。助产学科体系的建设、完善与发展,不仅是助产专业发展的需要,也是妇女安全分娩、人类健康繁衍和社会经济持续发展的需要。

(徐州医科大学附属徐州妇幼保健院　朱锦明　张雪梅)

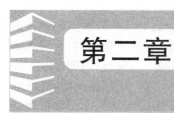

第二章
女性生殖系统解剖与生理

第一节　女性生殖系统解剖

女性生殖系统包括内、外生殖器及其相关组织。由于骨盆与分娩密切相关,因此在本节一并叙述。

一、外生殖器

女性外生殖器(external genitalia)是指生殖器官的外露部分,又称外阴(vulva)。位于两股内侧之间,前为耻骨联合,后为会阴,包括阴阜、大阴唇、小阴唇、阴蒂及阴道前庭(图2-1)。

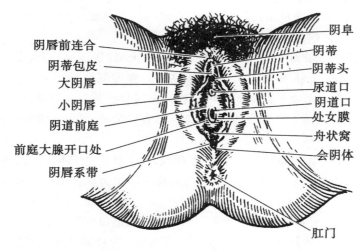

图2-1　女性外生殖器

(一)阴阜

阴阜(mons pubis)为耻骨联合前面隆起的脂肪垫。青春期该部位皮肤开始生长阴毛,呈倒三角形。阴毛为女性第二性征之一,其粗细、色泽、疏密存在种族和个体差异。

(二)大阴唇

大阴唇(labium majus)为靠近两股内侧的一对长圆形隆起的皮肤皱襞。前起于阴阜,左、右大阴唇会合形成阴唇前联合,为子宫圆韧带的终点;后止于会阴,会合形成阴唇后联合。大阴唇外侧面同皮肤,内含皮脂腺和汗腺,青春期生长阴毛;内侧面湿润如黏膜。大阴唇较厚,皮下为疏松结缔组织和脂肪组织,富含血管、淋巴管和神经,局部受伤后易形成血肿。未婚妇女两侧大阴唇自然合拢,遮盖阴道口及尿道口,有自然防御作用;经产妇大阴唇由于分娩影响向两侧分开;绝经后大阴唇萎缩,阴毛变稀少。

(三)小阴唇

小阴唇(labium minus)为位于大阴唇内侧的一对黏膜皱襞。表面湿润,呈褐色,无毛,黏膜下有丰富的神经分布,对性刺激敏感。两侧小阴唇前端相互融合,分为前后两叶,前叶形成阴蒂包皮,后叶形成阴蒂系带。大小阴唇后端在正中线会合形成阴唇系带,经产妇受分娩影响此系带不明显。

(四)阴蒂

阴蒂(clitoris)位于两侧小阴唇顶端,与男性阴茎同源,由海绵体构成,具有勃起性。阴蒂分为阴蒂头、阴蒂体和阴蒂脚三个部分。阴蒂头显露于外阴处,富含神经末梢,为性反应器官,极其敏感。

(五)阴道前庭

阴道前庭(vaginal vestibule)为两侧小阴唇、阴蒂、阴唇系带之间的菱形区域,其内有尿道外口和阴道口。阴道口与阴唇系带之间有一浅窝,称为舟状窝,又称阴道前庭窝,受分娩影响,经产妇此窝常不明显。在此区域内包括以下组织。

1. 前庭球(vestibular bulb) 位于前庭两侧,由具有勃起性的组织构成,表面为球海绵体肌所覆盖,又称为球海绵体。

2. 前庭大腺(major vestibular gland) 又称巴氏腺(Bartholin gland),位于大阴唇后部,被球海绵体肌覆盖,如黄豆大小,左右各一。腺管细长,为 1～2 cm,向内侧开口于前庭后方小阴唇与处女膜之间的沟内。性兴奋时分泌黄白色黏液,起滑润作用。正常情况下检查时此腺体不易触及,若遇感染致腺管口堵塞,可形成囊肿或脓肿,肉眼可见腺体肿大并伴有压痛。

3. 尿道外口(urethral orifice) 为尿道开口,位于阴蒂头与阴道口之间,为一不规则椭圆小孔。尿道外口后壁有一对并列腺体,称为尿道旁腺,开口较小,容易潜藏细菌导致感染。

4. 阴道口(vaginal orifice)及处女膜(hymen) 阴道口位于尿道口下方的阴道前庭后部,其形状、大小常不规则。阴道口覆盖一层较薄、中央带孔的黏膜皱襞,称为处女膜,内含结缔组织、血管及神经末梢。处女膜多在中央有一孔,孔的大小、形状及膜的厚薄因人而异。处女膜多在初次性交或剧烈运动时破裂,并受分娩影响,阴道分娩后仅留有处女膜痕。

二、内生殖器

女性内生殖器（internal genitalia）包括阴道、子宫、输卵管和卵巢，后两者合称子宫附件（uterine adnexa）（图2-2）。

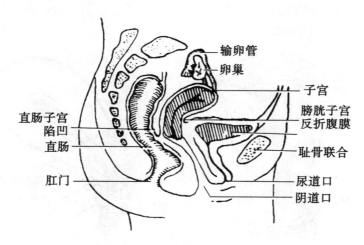

图2-2　女性内生殖器（矢状面观）

（一）阴道

阴道（vagina）是女性性交器官，也是月经血排出及胎儿娩出的通道。

1. 位置和形态　阴道位于真骨盆下部中央，上端包绕宫颈，下端开口于阴道前庭后部，前壁与膀胱和尿道相邻，后壁与直肠相贴。阴道为上宽下窄、前短后长的肌性管道，前壁长7~9 cm，后壁长10~12 cm。阴道上端包绕宫颈处形成一向上的圆形隐窝，称为阴道穹窿，按其位置可以分为前、后、左、右四部分，其中后穹窿解剖学位置最深，其顶端与盆腔位置最低的直肠子宫陷凹贴近，当盆腔有积液时，可经阴道后穹窿进行穿刺或引流，协助诊断某些疾病或实施手术。

2. 组织结构　阴道壁由黏膜层、肌层和纤维组织膜组成，富含静脉丛，故局部受损后易出血或形成血肿。黏膜层由非角化复层鳞状上皮覆盖，无腺体，淡红色，横行皱襞多，伸展性大。阴道黏膜受性激素影响发生周期性变化，幼女及绝经期女性因缺乏性激素，黏膜较薄，皱襞少，伸展性小，容易受到创伤及感染。阴道肌层由内环外纵的两层平滑肌构成，外覆纤维组织膜。

（二）子宫

子宫（uterus）是产生月经、孕育胚胎和胎儿的空腔器官，也是精子到达输卵管的通道。分娩时，子宫有效收缩可促使胎儿和胎盘娩出。

1. 位置和形态　子宫位于真骨盆中央，位于膀胱和直肠之间，下端接阴道，两侧连接输卵管。子宫是有腔壁厚的肌性器官，呈前后略扁的倒置梨形。成年未孕女性子宫重50~70 g，长7~8 cm，宽4~5 cm，厚2~3 cm，宫腔容积约5 ml。子宫上部较宽部分称子宫体，其顶端隆突部分称为子宫底；子宫底两侧为子宫角，与两侧输卵管相通。

子宫下部较窄呈圆柱状的部分称为子宫颈,其下端与阴道部相连;子宫颈下端深入阴道内的部分称为宫颈阴道部,阴道以上部分称为宫颈阴道上部。子宫体与子宫颈比例因卵巢功能和年龄而异,女童期为1:2,育龄期为2:1,老年期为1:1。子宫体与子宫颈之间相连的最狭窄部分称为子宫峡部,在非孕期长约1 cm,其上端因解剖学上较狭窄,称为解剖学内口;下端因黏膜组织在此处由宫腔内膜转为宫颈黏膜,称为组织学内口(图2-3)。未经阴道分娩的妇女宫颈外口呈圆形,经阴道分娩的妇女宫颈外口受分娩影响形成"一"字形横裂。

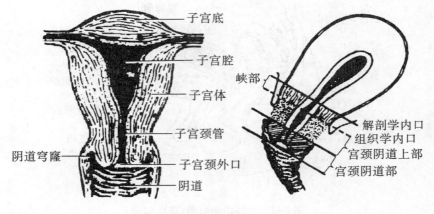

图2-3 子宫

2. 组织结构　子宫包括子宫体和子宫颈,其组织结构不同。

(1)子宫体　子宫体壁主要由平滑肌组成,由内向外依次为子宫内膜层、肌层及浆膜层。子宫内膜层为黏膜层,其表面的2/3为功能层,紧靠肌层的1/3为基底层。青春期开始受卵巢激素的影响,功能层可发生周期性变化形成月经来潮;基底层不受性激素影响,无周期性变化,功能层脱落后由此层再生。子宫肌层最厚,由平滑肌及弹力纤维构成,大致分为内、中、外三层:内层肌纤维环行排列,痉挛性收缩时可形成子宫收缩环;中层肌纤维交织如网,肌肉中间有血管穿行,收缩时可压迫贯穿其间的血管,起止血作用;外层肌纤维呈纵行排列,是子宫收缩的起始点。子宫浆膜层最薄,是覆盖在子宫底及子宫前后的脏腹膜,紧贴肌层。腹膜在近子宫峡部向前反折覆盖膀胱,形成膀胱子宫陷凹。在宫颈后方及阴道后穹隆向后反折覆盖直肠,形成直肠子宫陷凹,也称道格拉斯陷凹,是盆腔位置最低的部位。

(2)子宫颈　子宫颈主要由结缔组织构成,伴有少量平滑肌纤维和弹力纤维。宫颈管内膜含有许多腺体,能分泌碱性黏液形成黏液栓阻塞子宫颈管,阻止病原体入侵。黏液栓的性状和成分受卵巢性激素的影响发生周期性变化。子宫颈管内膜上皮为单层高柱状上皮,宫颈阴道部上皮与阴道上皮相同,均为复层鳞状上皮。子宫颈外口柱状上皮和鳞状上皮交接处是子宫颈癌的好发部位。

3. 子宫韧带　子宫韧带共有四对(图2-4)。韧带与骨盆底肌肉和筋膜共同维持子宫的正常位置。

(1)圆韧带　维持子宫呈前倾位置的重要韧带。呈圆索状,由平滑肌和结缔组织构成,全长10~12 cm。起于两侧子宫角前面、输卵管近端的稍下方,向前下方伸展达两侧骨盆壁,再穿过腹股沟管止于大阴唇前端。

（2）阔韧带　维持子宫在盆腔内的正中位置。为一对翼形的双层腹膜皱襞,由覆盖子宫前后壁的腹膜向两侧延伸至骨盆侧壁形成。在宫体两侧的阔韧带中有丰富的血管、神经、淋巴管及大量疏松结缔组织,称为宫旁组织;子宫动静脉和输尿管均从阔韧带基底部穿过。

（3）主韧带　又称子宫颈横韧带,是固定子宫颈正常位置、防止子宫下垂的主要结构。为一对短而坚韧的平滑肌和结缔组织纤维束,在阔韧带的下部,横行于子宫颈的两侧和骨盆壁之间。

（4）宫骶韧带　宫骶韧带短厚有力,向后向上牵引宫颈,间接保持子宫的前倾位置。起自子宫体和宫颈交界处后面的上侧方,向两侧绕过直肠到达第 2、3 骶椎前面的筋膜。韧带外覆腹膜,内含平滑肌、结缔组织和支配膀胱的神经,行广泛子宫切除时,可因切断韧带和损伤神经而引起尿潴留。

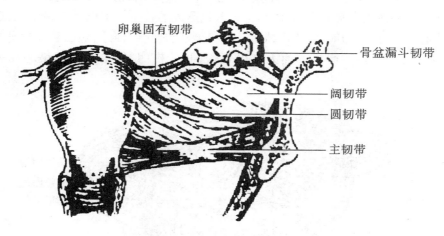

图 2-4　子宫各韧带（前面观）

（三）输卵管

输卵管(uterine tube)是一对细长弯曲的肌性管道,为精子和卵子结合形成受精卵的场所,也是运送受精卵的通道。

1. 位置和形态　位于阔韧带上缘内,内侧与子宫角相连通往宫腔,外端游离开口于腹腔,与卵巢相近。全长 8~14 cm,根据其形态和功能由内向外分成四个部分。①间质部:为潜行于子宫肌壁内的部分,长约 1 cm,管腔最窄;②峡部:在间质部外侧,直而细,长 2~3 cm,管腔狭窄,此处血管分布少,为输卵管结扎部位;③壶腹部:由峡部向外延伸的膨大部分,壁薄,管腔宽大而弯曲,长 5~8 cm,受精常发生于此处;④伞部:为输卵管的末端,长 1~1.5 cm,开口于腹腔,呈漏斗状,管口处有许多指状突起,有"拾卵"作用。

2. 组织结构　输卵管壁由外向内分为三层:浆膜层、平滑肌层和黏膜层。外层为浆膜层,为腹膜的一部分,为阔韧带上缘包绕输卵管形成。肌层与子宫肌层相连,可以节律性地收缩从而引起输卵管由远端向近端的蠕动,有协助拾卵、运送受精卵及一定程度阻止经血逆流和宫腔内感染向腹腔扩散的作用。内层为黏膜层,由单层高柱状上皮细胞组成,分为纤毛细胞、无纤毛细胞、楔形细胞和未分化细胞。其中纤毛细胞向宫腔方向摆动,能够协助运送受精卵;无纤毛细胞又称为分泌细胞,具有分泌作用。输卵管肌肉的收缩和黏膜上皮细胞的形态、分泌及纤毛摆动,均受卵巢性激素的影响产生周期性的变化,但不如子宫内膜明显。

(四)卵巢

卵巢(ovary)可产生和排出卵子、分泌甾体性激素,是女性最大的一对性腺器官。

1. 位置和形态 卵巢位于子宫底的后外侧,在外侧的骨盆漏斗韧带和内侧的卵巢固有韧带作用下,悬于盆壁和子宫之间,借卵巢系膜与阔韧带相连。卵巢左右各一,呈扁椭圆形,灰白色,其大小、形状随年龄变化。育龄期妇女卵巢大小约 4 cm × 3 cm × 1 cm,重 5 ~ 6 g。青春期前卵巢表面平滑。青春期开始排卵,卵巢表面逐渐变得凹凸不平。绝经后卵巢萎缩,变小变硬。

2. 组织结构 卵巢分为外层的皮质和内层的髓质两部分。皮质是卵巢的主体,内有大小不等的各级发育卵泡、黄体和它们退化形成的残余结构以及结缔组织;髓质在卵巢中心部分,内无卵泡,由疏松结缔组织和丰富的血管、神经、淋巴管及少量平滑肌纤维构成(图 2-5)。卵巢表面无腹膜覆盖,利于排卵,但也易于卵巢恶性肿瘤的播散。

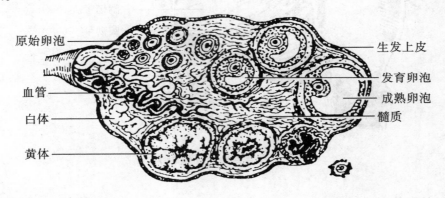

图 2-5 卵巢的构造(纵切面)

三、血管、淋巴及神经

女性生殖器官的血管与淋巴管伴行,各器官间静脉及淋巴管以丛网状相吻合。

(一)血管

女性内、外生殖器官的血液供应主要来自于卵巢动脉、子宫动脉、阴道动脉及阴部内动脉。盆腔静脉与同名动脉伴行,但数量上比动脉多,在相应器官及其周围形成静脉丛且相互吻合。因此,盆腔静脉感染容易蔓延。卵巢静脉与同名动脉伴行,右侧汇入下腔静脉,左侧汇入左肾静脉,故左侧盆腔静脉曲张较常见。

(二)淋巴

女性内、外生殖器官及盆腔有丰富的淋巴系统,淋巴管与淋巴结均伴随相应的血管而行,成群或成串分布。其淋巴分布包括外生殖器淋巴与盆腔淋巴两组。当内、外生殖器官发生感染或恶性肿瘤时,往往沿各器官回流的淋巴管进行扩散或转移,导致相应部位淋巴结肿大。

(三)神经

女性内、外生殖器官支配神经不同。支配外生殖器的神经主要为阴部神经,由第Ⅱ、Ⅲ、Ⅳ骶神经分支组成,含感觉和运动神经纤维;沿阴道内动脉,在坐骨结节内侧下方分为会阴神经、阴蒂背神经和肛门神经3支,分布于会阴、阴唇和肛门周围。内生殖器主要由交感神经和副交感神经支配。交感神经纤维自腹主动脉前神经丛分出,下行入盆腔分成卵巢神经丛和骶前神经丛两个分支,分别分布于卵巢、输卵管、子宫及膀胱等。子宫平滑肌有自主自律活动,完全切除其神经后仍能有自律活动进行有节律的收缩,并能完成分娩过程。临床上可见低位截瘫的产妇仍能自然分娩。

四、骨盆

骨盆(pelvis)是介于躯干和下肢之间的骨性连接,为生殖器官所在。除支撑躯干的重量使其均匀地分布于下肢外,还具有保护盆腔内脏器的重要作用。骨盆也是胎儿经阴道分娩必经的骨性通道,其大小、形态对分娩有直接影响。女性骨盆宽而浅,有利于胎儿娩出。

(一)骨盆的组成

1. 骨盆的骨骼　骨盆由左右2块髋骨、1块骶骨和1块尾骨组成。每块髋骨由髂骨、坐骨及耻骨融合组成。骶骨由5~6块骶椎融合而成,呈楔形,其上缘明显向前突出,称为骶岬。尾骨由4~5块尾椎组成(图2-6)。

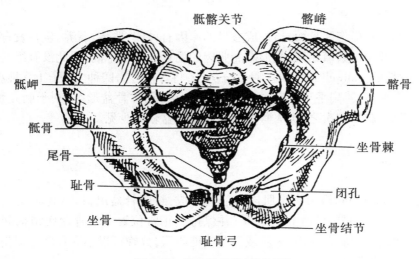

图2-6　骨盆的组成(前上观)

2. 骨盆的关节　包括耻骨联合、骶髂关节及骶尾关节三个关节。耻骨联合为两耻骨之间的纤维软骨,妊娠期受性激素的影响变松动,分娩过程中可出现轻度分离,有利于胎儿娩出。两髂骨与骶骨相接形成骶髂关节。骶尾关节有一定活动度,分娩时尾骨后移可以增加出口前后径,有利于分娩。

3.骨盆的韧带 连接骨盆的各韧带中有两对重要的韧带:一对是骶、尾骨与坐骨结节之间的骶结节韧带,另一对是骶、尾骨与坐骨棘之间的骶棘韧带。骶棘韧带宽度即坐骨切迹宽度,是判断中骨盆是否狭窄的重要指标。妊娠期受性激素的影响,韧带松弛,有利于分娩。

(二)骨盆的分界

以耻骨联合上缘、髂耻缘和骶岬上缘的连线为界,分界线上方为假骨盆,又称大骨盆,为腹腔的一部分,与产道大小无直接关系,不影响胎儿通过;分界线下方为真骨盆,又称小骨盆,是胎儿娩出的骨产道。临床常以测量假骨盆某些径线的大小为间接了解真骨盆大小提供参考。真骨盆有上、下两口,上口为骨盆入口,下口为骨盆出口,两口之间为骨盆腔。为便于记忆和学习,人为将真骨盆分为三个与分娩有关的假想平面,即入口平面、中骨盆平面和出口平面。①入口平面即为真假骨盆的分界面,前方为耻骨联合上缘,两侧为髂耻缘,后方为骶岬,呈横椭圆形。②中骨盆平面前为耻骨联合下缘,两侧为坐骨棘,后为骶骨下端,呈纵椭圆形,为最狭窄的平面。③出口平面为不在同一平面的两个三角形组成,前三角形顶端为耻骨联合下缘,两侧为耻骨降支;后三角形顶端为骶尾关节,两侧为骶结节韧带;共同的底边为坐骨结节间径。

(三)骨盆标识

真骨盆内有三个骨性标志(图2-6):①骶岬,第一骶椎向前突出形成骶岬,是妇科腹腔镜手术的重要标志之一,也是骨盆内测量的重要标志,与骨盆入口平面大小密切相关。②坐骨棘,位于真骨盆中部,为坐骨后缘突出的部分,是分娩过程中判断胎先露下降程度的重要标志,肛诊或阴道检查时可触及。③耻骨弓,耻骨两个降支前部相连构成耻骨弓,之间夹角正常为90°~100°,该角度的大小反映骨盆出口横径的宽度。

(四)骨盆的类型

骨盆的大小、形态因人而异,造成差异的原因有种族、遗传、营养、生长发育或疾病等,即使骨盆外测量数值相同,其形态和肌肉的发育亦存在不同,因此没有绝对相同的骨盆。通常按照Callwell与Moloy骨盆分类法,将骨盆分为四种类型:①女性型;②男性型;③类人猿型;④扁平型。其中以女性型骨盆为正常骨盆形态,利于胎儿娩出,在我国最为多见;扁平型次之;类人猿型和男性型骨盆较为少见。

五、骨盆底

骨盆底(pelvic floor)由多层肌肉和筋膜组成,封闭骨盆出口,承托和支持骨盆腔内的脏器(如内生殖器、膀胱和直肠等)并保持其正常位置。若骨盆底结构和功能出现异常,可导致盆腔脏器膨出、脱垂或引起功能障碍;分娩可以不同程度地损伤骨盆底组织或影响其功能。

骨盆底前方为耻骨联合下缘,两侧为耻骨降支、坐骨升支和坐骨结节,后方为尾骨尖。两侧坐骨结节前缘的连线将骨盆底分为前后两个三角区:前三角区为尿生殖三角,向后下倾斜,有尿道和阴道通过;后三角区为肛门三角区,向前下倾斜,有肛管通过。骨盆底由外向内大致分为三层。

（一）外层

外层位于外生殖器及会阴皮肤和皮下组织的下面,由会阴浅筋膜及其深面的三对肌肉和一括约肌组成(图2-7)。此层肌肉的肌腱会合于阴道外口与肛门之间,形成中心腱。

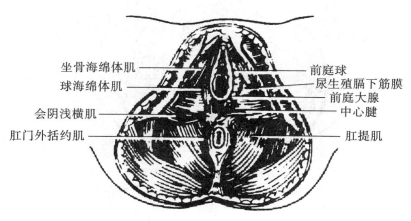

坐骨海绵体肌————前庭球
球海绵体肌————尿生殖膈下筋膜
————前庭大腺
会阴浅横肌————中心腱
肛门外括约肌————肛提肌

图 2-7　骨盆底外层肌肉及筋膜

1. **球海绵体肌**　覆盖前庭球和前庭大腺,向前经阴道两侧附于阴蒂海绵体根部,向后与肛门外括约肌交叉混合。此肌收缩时能紧缩阴道,故又称为阴道括约肌。

2. **坐骨海绵体肌**　始于坐骨结节内侧,沿坐骨升支及耻骨降支前行,向上止于阴蒂脚处。

3. **会阴浅横肌**　从两侧坐骨结节内侧面中线向中心腱会合。

4. **肛门外括约肌**　为围绕肛门的环形肌束,前端会合于中心腱。

（二）中层

中层为泌尿生殖膈,由上下两层坚韧的筋膜及一层薄肌肉形成,覆盖于由耻骨弓、两侧坐骨结节形成的骨盆出口前部三角形平面的尿生殖膈上,又称三角韧带,其中有尿道和阴道穿过。在两层筋膜中有一对由两侧坐骨结节至会阴中心腱的会阴深横肌及尿道周围的尿道括约肌(图2-8)。

（三）内层

内层即盆膈,为骨盆底最内层,由肛提肌及盆筋膜组成,最为坚韧,封闭骨盆出口的大部分,亦为尿道、阴道及直肠所贯穿。肛提肌是位于骨盆底的成对扁阔肌,向下、向内合成漏斗状,肛提肌构成骨盆底的大部分。每侧肛提肌自前内向后外由耻尾肌、髂尾肌和坐尾肌三部分组成。在骨盆底肌肉中,肛提肌起着最重要的支持作用,可以加强骨盆底的托力作用,其中部分肌纤维在阴道及直肠周围紧密交织,有效加强肛门及阴道括约肌肌力(图2-9)。

会阴(perineum)是指阴道口与肛门之间的楔形软组织,厚 3~4 cm,又称会阴体。由外向内为皮肤、皮下脂肪、筋膜、部分肛提肌和会阴中心腱。妊娠期会阴组织变软,伸展性较大,利于分娩。分娩过程中注意保护,避免发生会阴撕裂伤。

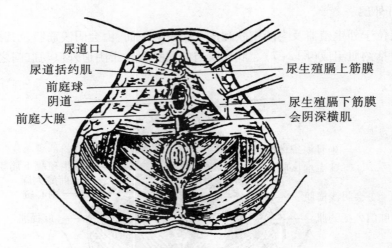

尿道口
尿道括约肌
前庭球
阴道
前庭大腺

尿生殖膈上筋膜
尿生殖膈下筋膜
会阴深横肌

图 2-8　骨盆底中层肌肉及筋膜

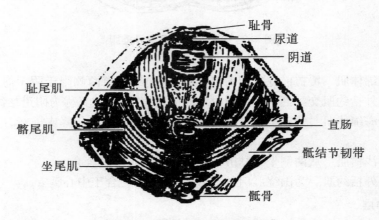

耻骨
尿道
阴道

耻尾肌

髂尾肌

坐尾肌

直肠
骶结节韧带

骶骨

图 2-9　骨盆底内层肌肉及筋膜

六、邻近器官

女性内、外生殖器官与盆腔内其他脏器不仅在解剖位置上相邻近,其血管、淋巴和神经也有密切联系。因此,这些部位疾病的发生、诊断及治疗相互影响,当某一器官发生病变时,常会累及邻近器官,增加诊断与治疗上的难度。

(一)尿道

尿道(urethra)为一肌性管道,长 4~5 cm,直径约 0.6 cm。位于耻骨联合和阴道前壁之间,从膀胱三角尖端开始,穿过泌尿生殖膈,终于阴道前庭上部的尿道外口。尿道由两层组织构成,即内面的黏膜和外面的肌层。黏膜衬于腔面,与膀胱黏膜相延续。肌层分为两层:内层为纵行平滑肌,排尿时可缩短和扩大尿道管腔;外层为横纹肌,即尿道括约肌,可持久收缩保证尿道长时间闭合。肛提肌及盆筋膜对尿道有支持作用,在腹压增加时提供抵抗而使尿道闭合,如盆底肌肉及筋膜发生损伤可出现张力性尿失禁。女性尿道短而直,其后紧邻阴道口,易发生泌尿系统感染。

（二）膀胱

膀胱(urinary bladder)为一囊状肌性空腔器官,其大小、形状和位置因其盈虚状态及邻近器官的情况而发生变化。排空的膀胱位于耻骨联合与子宫之间,膀胱充盈时可凸向盆腔甚至腹腔,充盈的膀胱妨碍妇科检查,并且在手术中易被误伤。因此,一般妇科检查前或手术前均须排空膀胱。膀胱底部与子宫颈及阴道前壁相连,其间组织疏松,盆底肌肉及其筋膜受损时,膀胱与尿道可随子宫颈及阴道前壁一并脱出。

（三）输尿管

输尿管(ureter)为一对圆索状的肌性管道,全长约 30 cm,粗细不一,平均管径为 4 ~ 8 mm。输尿管上接肾盂,在腹膜后沿腰大肌前面偏中线下降,在骶髂关节处经髂外动脉起点的前方进入骨盆腔继续下行,到达阔韧带底部向前内方走行,在子宫颈部外侧约 2 cm 处,于子宫动脉下方穿过,然后经阴道侧穹窿斜向前内穿越输尿管隧道进入膀胱(图 2-10)。因此,临床上施行高位结扎卵巢血管、结扎子宫动脉及打开输尿管隧道时,应避免损伤输尿管。同时,在盆腔手术时也要注意保护输尿管血运,避免因缺血形成输尿管瘘。

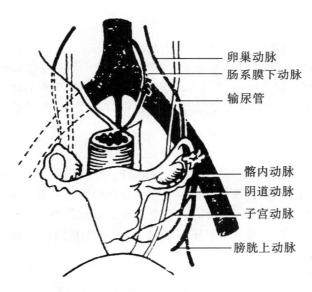

卵巢动脉
肠系膜下动脉
输尿管

髂内动脉
阴道动脉
子宫动脉
膀胱上动脉

图 2-10　输尿管与子宫动脉的关系

（四）直肠

直肠(rectum)位于盆腔后部,上接乙状结肠,下连肛管,前面有子宫及阴道,后方为骶骨,全长 15 ~ 20 cm。肛管长 2 ~ 3 cm,借会阴体与阴道下段分开阴道。分娩时应注意保护会阴,避免发生阴道、会阴、肛管的贯通伤。

（五）阑尾

阑尾(vermiform appendix)为连于盲肠内侧壁的盲端细管,形似蚯蚓。通常位于右侧髂窝内,长 7 ~ 9 cm,上连盲肠,远端游离;其大小、位置、长短、粗细等变异较大,有时下端可达到右侧输卵管及卵巢位置。因此,女性患阑尾炎时有可能累及右侧子宫附件,应注意鉴别诊断。妊娠合并阑尾炎时,增大的子宫将阑尾推向外上侧,容易延误诊断。此外,阑尾也是黏液性肿瘤最常见的原发部位,故卵巢黏液性癌手术时应常规切除阑尾。

第二节　女性生殖系统生理

女性从胎儿形成到衰老是一个渐进的生理过程,各阶段有不同的生理特征,其中以生殖系统的变化最为显著。根据女性的生理特点,将其一生分为七个阶段:胎儿期、新生儿期、儿童期、青春期、性成熟期、绝经过渡期及绝经后期。不同阶段的变化体现了下丘脑-垂体-卵巢轴功能发育、成熟和衰退的生理过程,可因遗传、营养、环境和气候等影响而出现差异。

一、女性一生各阶段的生理特点

(一)胎儿期

从受精卵开始到胎儿娩出,称为胎儿期(fetal period)。胎儿的性别由父母双方精子和卵子中的性染色体决定,XX 合子发育为女性,XY 合子发育为男性。胚胎 6 周后原始性腺开始分化,较为缓慢,至 8～10 周胚胎性腺组织开始出现卵巢结构。卵巢形成后,因无雄激素,无副中肾管抑制因子,所以中肾管退化,两条副肾管发育成女性生殖道。

(二)新生儿期

出生后 4 周内称新生儿期(neonatal period)。女性胎儿因在宫内受到母体卵巢及胎盘所产生的雌激素影响,其外阴、子宫、卵巢及乳房等均可有一定程度发育。出生后数日内,新生儿外阴较丰满,乳房略隆起,个别有少量泌乳现象。部分新生儿出生后由于脱离母体环境,血中雌激素水平迅速下降,可引起少量阴道出血。以上生理现象短期内均能自然消退。

(三)儿童期

从出生 4 周后到 12 岁左右称儿童期(childhood)。该期女孩体格快速增长、发育,但生殖器发育缓慢。儿童早期(8 岁之前),由于下丘脑、垂体对低水平雌激素的负反馈及中枢性抑制因素高度敏感,下丘脑-垂体-卵巢轴功能处于抑制状态,此期生殖器官呈幼稚型。阴道狭长,上皮薄,无皱襞,细胞内缺乏糖原,阴道酸度低,抗感染力弱,容易发生炎症。子宫、输卵管及卵巢位于腹腔内。在儿童后期(约 8 岁之后),下丘脑抑制状态解除,卵巢内卵泡受垂体促性腺激素影响有一定发育并开始分泌性激素,但未达到成熟阶段。子宫、输卵管及卵巢逐渐向骨盆腔内下降。皮下脂肪在胸、髋、肩部及耻骨前面堆积,乳房亦开始发育,开始呈现女性特征。

(四)青春期

从乳房发育等第二性征出现至生殖器官、内分泌、体格逐渐发育成熟的阶段,称为青春期(adolescence or puberty)。世界卫生组织(WHO)规定此期年龄为 10~19 岁。青春期是儿童到成人的转变期,全身及生殖器官迅速发育,性功能日趋成熟,第二性征逐渐明显,开始有月经。此期的生理特点有如下几个方面。

1. 全身发育　11~12 岁青春期少女身高迅速增长,月经初潮后生长逐渐缓慢,体形逐渐接近成人女性。此外,青春期少女心理活动发生较大变化,出现性意识,结识异性伙伴兴趣增加,想象力和判断力明显增强,情绪和智力发生明显变化,情绪波动明显,容易与周围事物发生冲突。家长和教师要加以关注,加强心理疏导,引导她们正确认识和接受这一生理阶段的身心变化,帮助其安全度过青春期。

2. 第一性征进一步发育　在促性腺激素作用下,卵巢开始分泌性激素,促使生殖器官不断发育,从幼稚型逐步转变为成人型:阴阜隆起,大阴唇变肥厚,小阴唇变大且有色素沉着;阴道长度及宽度增加,阴道黏膜变厚并出现皱襞;子宫体明显增大,宫体与宫颈比例约为 2:1;输卵管变粗,卵巢增大,皮质内有不同发育阶段的卵泡。此期虽初步具有生育能力,但生殖系统的功能尚未稳定与完善。

3. 第二性征出现　第二性征是除生殖器官以外的女性特有征象,乳房在青春期性激素刺激下逐渐发育,是女性第二性征的最初特征,也是女性青春期开始的标志。第二性征包括:音调变高;乳房丰满而隆起;出现阴毛及腋毛;骨盆宽大,横径发育大于前后径;胸、肩部皮下脂肪增多,显现女性特有体态等。

4. 月经来潮　女性第一次月经来潮,称为月经初潮,为青春期的重要标志。月经来潮提示卵巢产生的性激素足以使子宫内膜发生周期性的变化而产生月经。由于中枢神经系统对雌激素的正反馈机制尚未成熟,有时卵泡发育成熟但不能排卵,故月经周期常不规律,容易发生无排卵性功能失调性子宫出血。一般经 5~7 年建立规律的周期性排卵后,月经才逐渐正常。

(五)性成熟期

性成熟期(sexual maturity)指卵巢功能成熟,出现周期性性激素分泌及规律排卵的时期。一般自 18 岁左右开始,历时约 30 年,是妇女生育功能最为旺盛的时期,又称生育期。生殖器官及乳房在卵巢分泌的性激素作用下发生周期性变化。

(六)绝经过渡期

绝经过渡期(menopausal transition period)指开始出现绝经趋势至最后一次月经的时期。一般始于 40 岁左右,历时短至 1~2 年,长至十余年,存在个体差异。世界卫生组织将卵巢功能开始衰退直至绝经后 1 年内的时期称为围绝经期(perimenopausal period)。由于卵巢功能逐渐衰退,卵泡发育不全,不能成熟及排卵,导致月经不规律,直至卵巢内卵泡自然耗竭,月经停止来潮(即绝经)。这一阶段由于雌激素水平波动或降低,可出现血管舒缩障碍和精神神经症状,妇女可有潮热、出汗、失眠、抑郁或烦躁等表现,称为绝经综合征。

(七)绝经后期

绝经后的生命时期称为绝经后期(postmenopausal period)。这一阶段的初期卵巢停止分泌雌激素,但卵巢间质仍分泌少量雌激素在外周转化为雌酮,维持体内较低的雌激素水平。妇女 60 岁以后,称为老年期(senility)。此期卵巢功能已完全衰竭,生殖器官进一步萎缩老化,表现为雌激素水平低落,易感染,发生老年性阴道炎;骨代谢失常引起骨质疏松,易发生骨折等。

二、月经及月经期的临床表现

(一)月经

月经(menstruation)是指伴随卵巢周期性变化而出现的子宫内膜周期性脱落及出血。规律月经的出现是女性性功能成熟的标志,是生育期妇女重要的生理现象。第一次月经来潮称为月经初潮(menarche),初潮年龄多在 13～14 岁,受遗传、营养、体重、气候、环境等的影响,存在个体差异,近年有提早趋势。15 岁以后月经尚未来潮者应当引起临床重视。

(二)月经的临床特征

月经血呈暗红色,除血液外,还包括子宫内膜碎片、宫颈黏液以及脱落的阴道上皮细胞等。月经血中含有前列腺素及来自子宫内膜的大量纤维蛋白酶。由于纤维蛋白酶对纤维蛋白的溶解作用,故月经血不凝固,只有出血多时可见血凝块。

(三)正常月经的临床表现

正常月经具有周期性。两次月经第 1 日之间的间隔时间称为月经周期(menstrual cycle),一般为 21～35 天,平均 28 天。每次月经持续的时间称为月经期,一般为 3～7 天,平均 4～5 天。每次月经总出血量为月经量,正常月经量为 20～60 ml,超过 80 ml 称为月经过多。

通常月经期无特殊不适。但由于经期盆腔充血和前列腺素的作用,可有腰骶部酸胀不适、腰痛、全身乏力,并可出现腹泻等胃肠功能紊乱症状。少数妇女可出现乳房胀痛、尿频、痤疮,以及头痛、失眠、精神亢奋易于激动等轻度神经系统不稳定症状。一般不影响日常工作和学习,但需要注意经期卫生和休息。

三、卵巢功能及周期性变化

在女性一生的不同阶段,卵巢的功能和形态有较大变化。卵巢为女性的性腺,其主要功能为产生卵子并排卵和分泌女性激素,分别称为卵巢的生殖功能和内分泌功能。

(一)卵巢的周期性变化

新生儿出生时卵巢内约有 200 万个卵泡,经历儿童期及青春期卵泡退化后剩余 30 万～50 万个。其中,仅有 400～500 个卵泡能够发育成熟并发生排卵,其余卵泡在发育到一定程度通过细胞凋亡机制自行退化,这个过程称为卵泡闭锁。卵巢周期是从青春期开始到绝经前,卵巢在形态和功能上发生的周期性变化。其形态变化大致分为卵泡的发育及成熟、排卵、黄体形成及退化 3 个阶段(图 2-11)。

1.卵泡的发育及成熟　青春期后,卵泡在促性腺激素的刺激下生长发育,经历始基卵泡、窦前卵泡、窦卵泡和排卵前卵泡 4 个阶段。排卵前卵泡为卵泡发育的最后阶段,卵泡液急剧增加,卵泡腔增大,卵泡体积显著增大,直径可达 18～23 mm,通过 B 超清晰可见,卵泡向卵巢表面突出。每个周期会有一批生长卵泡发育,但一般只有一个优势卵泡发育成熟并排出卵细胞,称成熟卵泡(图 2-11)。卵泡期是指从月经第 1 天至卵泡发育成熟,一般需要 10~14 天。

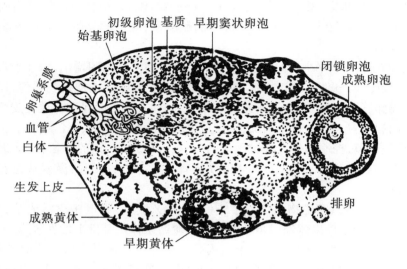

图 2-11 卵巢的生命周期

2.排卵　卵细胞和周围的卵丘颗粒细胞一起被排出的过程称排卵(ovulation)。排卵前,卵泡分泌大量雌二醇正反馈作用于下丘脑,促使促性腺激素释放激素(GnRH)大量释放,继而促使垂体促性腺激素的释放,出现黄体生成素(LH)/卵泡刺激素(FSH)峰。LH 峰是即将排卵的可靠指标,出现在卵泡破裂前 36 小时。在 LH 峰作用下排卵前卵泡黄素化,产生少量孕酮。两者共同激活卵泡液内蛋白溶酶活性,促使卵泡壁的胶原消化形成排卵孔。另外,排卵前卵泡液内前列腺素显著增加,可促进卵泡壁释放蛋白溶酶,有利于排卵。

排卵多发生在下次月经来潮前 14 天左右。卵子排出到腹腔后,借输卵管伞部的拾卵作用进入输卵管。一般两侧卵巢轮流排卵,也可单侧卵巢持续排卵。

3.黄体形成及退化　排卵后,卵泡液流出,卵泡壁塌陷,卵泡膜的结缔组织、毛细血管等伸入颗粒层,在 LH 的作用下演变成体积较大、富含毛细血管并具有内分泌功能的细胞团,外观色黄,称黄体(corpus lutein)。黄体可以分泌大量的雌激素和孕激素。排卵后 7~8 天黄体的体积和功能达到高峰,如若卵子未受精,排卵后 9~10 天黄体开始萎缩退化,周围的结缔组织及成纤维细胞侵入黄体,逐渐由结缔组织所替代,组织纤维化,外观色白,称为白体(corpus albicans)。正常月经周期中,黄体功能仅限于排卵后 14 天内,黄体功能衰退成为白体,随后月经来潮。此时卵巢中又有新的一批卵泡开始发育,新的周期开始。从排卵日至月经来潮,称为黄体期,一般为 14 天。

(二)卵巢性激素的合成和分泌

卵巢主要合成及分泌的性激素包括雌激素、孕激素及少量的雄激素,均为甾体激素。卵泡膜细胞为排卵前雌激素的主要来源,黄体细胞在排卵后分泌大量的孕激素及雌激素。雄激素(睾酮)主要由卵巢间质细胞和门细胞产生。甾体激素主要在肝内代谢,经肾排出体外。

1.卵巢性激素的生理作用

（1）雌激素　卵巢主要合成雌二醇（E_2）及雌酮（E_1）。但在血液循环内尚有雌三醇（E_3）。雌二醇是妇女体内生物活性最强的雌激素；雌三醇是雌二醇和雌酮的降解产物，活性最弱。

雌激素的主要生理作用：①促进卵泡发育；②促使子宫内膜增生，增强子宫平滑肌对缩宫素的敏感性；③使宫颈口松弛、扩张，宫颈黏液分泌增加，质地变稀薄，易拉成丝状；④促进输卵管肌层发育，增加输卵管节律性收缩的振幅；⑤促进阴道上皮细胞增生和角化，使阴唇发育、丰满、色素增加；⑥促进乳腺腺管增生，乳头、乳晕着色；⑦对下丘脑的正负反馈调节，控制垂体促性腺激素的分泌；⑧促进水、钠的潴留；⑨促进骨中钙的沉积，青春期在雌激素影响下可使骨骺闭合，而绝经期后由于雌激素缺乏女性容易发生骨质疏松。

（2）孕激素　以具有生物活性的孕酮（黄体酮）为主。在肝中灭活成孕二醇后与葡萄糖醛酸结合经尿排出体外。孕激素往往在雌激素作用基础上发挥效应。

孕激素的主要生理作用：①促使子宫内膜在增生期的基础上转化为分泌期，降低子宫平滑肌对缩宫素的敏感性；②促使宫颈口闭合，宫颈黏液分泌减少，质地变黏稠；③加快阴道上皮细胞脱落；④抑制输卵管肌层的节律性收缩；⑤在雌激素作用的基础上，进一步促进乳腺腺泡及小叶的发育；⑥对下丘脑、垂体有负反馈作用，抑制促性腺激素的分泌；⑦促进水、钠的排泄；⑧兴奋下丘脑体温调节中枢，使女性的基础体温在排卵后升高 0.3 ~ 0.5 ℃，可以此作为判定排卵期的标志之一。

（3）雄激素　卵巢能分泌少量的雄激素，以具有活性的睾酮为主。此外，卵巢合成雌激素的中间产物雄烯二酮，在外周组织中能被转化为睾酮。雄激素的主要生理作用：①是合成雌激素的前体；②参与机体代谢的调节；③青春期开始，雄激素分泌可促进第二性征发育，促使阴蒂、阴唇和阴阜发育，促使阴毛、腋毛生长，但过多会对雌激素产生拮抗作用，并可出现男性化的特征；④提高性欲；⑤促进非优势卵泡闭锁。

2.卵巢性激素分泌的周期性变化

（1）雌激素　卵泡开始发育时，雌激素少量分泌。随着卵泡发育，分泌量逐渐增加，至排卵前形成第一高峰。排卵后，雌激素分泌下降。随着黄体的形成、发育及成熟，于排卵后 7 ~ 8 天黄体成熟时达到第二高峰，其均值低于第一高峰。随后黄体萎缩，雌激素分泌急剧减少，在月经期达最低水平。

（2）孕激素　卵泡期早期不分泌孕激素，于排卵前开始少量分泌；排卵后，随着黄体的形成、发育及成熟，孕激素分泌逐渐增加，于排卵后 7 ~ 8 天黄体成熟时达到分泌高峰，随后逐渐下降，至月经来潮时分泌急剧减少降至卵泡期水平。

四、子宫内膜及生殖器其他部位的周期性变化

卵巢周期中分泌的雌、孕激素，作用于女性各生殖器官和乳腺使它们发生一系列的周期性变化，尤以子宫内膜的变化最为显著。

（一）子宫内膜的周期性变化

子宫内膜分为功能层和基底层。功能层受卵巢激素变化的调节，呈周期性增殖、分泌和脱落；基底层在功能层脱落后再生并修复子宫内膜创面，形成新的子宫内膜功

能层。以正常月经周期 28 天为例,根据子宫内膜的组织学变化将其周期性变化分为月经期、增殖期及分泌期三期。

1. 月经期　月经周期第 1～4 天,为子宫内膜功能层从基底层崩解脱落期,这是孕酮和雌激素撤退的结果。经前 24 小时,内膜螺旋动脉节律性收缩及舒张,继而出现持续痉挛导致其供血供氧部位缺血缺氧坏死、脱落,内膜碎片与血液混合排出,表现为月经来潮。

2. 增殖期　月经周期第 5～14 天。与卵巢周期中的卵泡期相对应。子宫内膜功能层剥落随月经血排出后,在雌激素的作用下,内膜表面上皮、腺体、间质、血管均呈增殖性变化:腺体增长呈弯曲状;间质从致密变得疏松,表现为不同程度的水肿;螺旋小动脉增生,管腔变大。使得该期子宫内膜厚度自 0.5 mm 增生至 3～5 mm。

3. 分泌期　月经周期第 15～28 天。与卵巢周期的黄体期相对应。排卵后,黄体形成、发育并成熟,分泌大量孕激素和雌激素,使增殖期的子宫内膜继续增厚,螺旋小动脉增生卷曲,间质更加水肿、疏松。分泌期子宫内膜厚且松软,腺体分泌糖原等营养物质进入宫腔,有利于受精卵着床发育。至月经周期的第 24～28 天,子宫内膜最厚可达 10 mm 左右,呈海绵状。

(二)阴道黏膜的周期性变化

在卵巢周期性分泌性激素的影响下,阴道黏膜也发生周期性的变化。排卵前,阴道上皮在雌激素的影响下,底层细胞增生使得阴道上皮增厚,表层细胞出现角化,在排卵前最为明显。阴道角化细胞内富有糖原,经寄生在阴道内的阴道杆菌分解成乳酸,保持阴道的酸性环境,可防止致病菌的繁殖。排卵后,在孕激素的作用下,阴道表层细胞脱落。临床上可借助阴道脱落细胞的变化了解体内雌激素水平和有无排卵。

(三)子宫颈的周期性变化

受卵巢周期性激素分泌的影响,宫颈腺细胞分泌黏液的物理、化学性状以及分泌量均有明显的改变。月经干净后,体内雌激素水平较低,宫颈黏液的分泌量较少。随着雌激素水平不断增高,宫颈黏液的分泌量逐渐增多,变得稀薄、透明且拉丝度较高,至排卵前黏液拉丝可长达 10 cm 以上,有利于精子通行。若取黏液制成玻片,干燥后可在显微镜下见羊齿植物叶状结晶,此种结晶于月经周期的第 6～7 天即可出现,至排卵前最为典型。排卵后,受孕激素影响,黏液分泌量减少,质地变得混浊、黏稠且拉丝度差,易断裂,不利于精子通过。涂片检查时结晶逐步模糊,至月经周期第 22 日左右完全消失,而代之以成排的椭圆体。临床上根据宫颈黏液检查,可了解卵巢功能。雌激素、孕激素的作用使宫颈在月经周期中对精子穿透发挥着生物阀作用。

(四)输卵管的周期性变化

输卵管上皮由非纤毛细胞和纤毛细胞组成,随着卵巢周期性分泌性激素的影响,其形态和功能发生与子宫内膜相似的变化,但不如子宫内膜明显。在雌激素作用下,输卵管黏膜上皮纤毛细胞生长,体积增大;非纤毛细胞分泌增加,为卵子提供运输和植入前的营养物质,同时还促进输卵管肌层的节律性收缩振幅增大。孕激素则抑制输卵管黏膜上皮纤毛细胞的生长和非纤毛细胞的分泌,抑制输卵管肌层的节律性收缩振幅。

笔记栏

（五）乳房的周期性变化

雌激素促进乳腺管增生,而孕激素则促进乳腺小叶及腺泡生长。一些女性在经前期有乳房胀痛感,可能是乳腺管的扩张、充血以及乳房间质水肿所致。月经来潮后,随着雌激素、孕激素的降低,上述症状大多消失。

五、月经周期的调节

月经周期的调节极其复杂,主要通过下丘脑、垂体和卵巢的激素作用。下丘脑分泌 GnRH,通过调节垂体促性腺激素的释放,调控卵巢功能。卵巢分泌的性激素对下丘脑-垂体又有反馈调节作用。三者之间相互调节、相互影响,形成一个完整而协调的神经内分泌系统,称为下丘脑-垂体-卵巢轴(hypothalamic-pituitary-ovarian axis, HPO)(图2-12)。

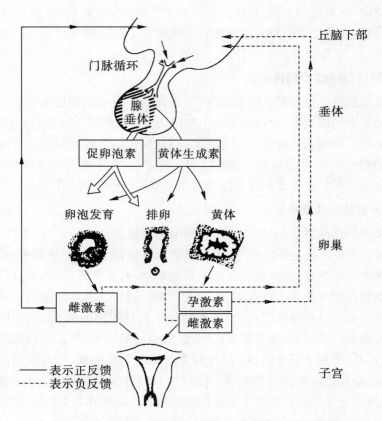

图2-12　下丘脑-垂体-卵巢轴之间的相互关系

（一）下丘脑的调节激素及功能

下丘脑是 HPO 的启动中心。下丘脑弓状核神经细胞分泌的促性腺激素释放激素(gonadotropin releasing hormone,GnRH)是调整月经周期的主要激素,呈脉冲式释放,其频率与月经周期时相有关。正常月经周期的生理功能和病理变化均伴随着相应的 GnRH 脉冲式分泌模式的变化。GnRH 通过垂体门脉系统输送到达腺垂体,调节垂体促性腺激素的合成和释放。GnRH 的分泌受垂体促性腺激素和卵巢性激素的反馈调节,包括起促进作用的正反馈和起抑制作用的负反馈。这些反馈信号通过多种神经递质,包括去甲肾上腺素、多巴胺、内啡肽等调节 GnRH 的分泌。

(二)腺垂体的调节激素及功能

腺垂体(垂体前叶)分泌的直接与生殖调节有关的激素有促性腺激素和催乳素。促性腺激素主要包括卵泡刺激素和黄体生成素。垂体的促性腺激素既能够在 GnRH 的调节下分泌,又能通过血液循环对下丘脑的 GnRH 产生负反馈作用。

1. 卵泡刺激素(follicle-stimulating hormone,FSH)　FSH 是卵巢发育必需的激素,其主要生理作用包括:促进窦状卵泡颗粒细胞增殖与分化,刺激卵泡的生长发育;激活颗粒细胞芳香化酶系统,合成与分泌雌二醇;卵泡晚期可诱导卵泡的颗粒细胞中促黄体生成素受体合成,为排卵及黄素化做准备。FSH 在卵泡期前半期维持较低水平,至排卵前 24 h 形成一个较低峰值,持续 24 h 左右直线下降,随后持续较低水平,月经来潮前降至最低水平,月经来潮时略有升高。

2. 黄体生成素(luteinizing hormone,LH)　LH 的生理作用包括:在卵泡期刺激卵泡膜细胞合成雄激素,为雌二醇的合成提供底物;排卵前促使卵母细胞最终成熟及排卵;黄体期维持黄体功能,促进孕激素、雌二醇的合成和分泌。LH 在卵泡期前半期维持较低水平,以后逐渐升高,排卵前 24 h 左右形成陡峭高峰;排卵后 24 h 左右急剧下降。在黄体期维持较 FSH 略高的水平,至月经来潮前降至最低。

3. 催乳素(prolactin,PRL)　PRL 与雌激素、孕激素协同作用,促进乳房的发育和乳汁的合成。

(三)卵巢的激素与反馈作用

垂体分泌的 FSH 和 LH 协同促进和控制卵巢周期性变化,使得卵泡、黄体依次生长发育,同时分泌雌激素、孕激素,两者作用于子宫内膜及其他生殖器官使其发生周期性变化。雌激素对下丘脑、垂体可产生正反馈和负反馈两种作用,孕激素仅有负反馈作用;雌激素、孕激素协同作用下,负反馈效果更加明显。

(四)月经周期的调节机制

月经周期的调节依赖下丘脑-垂体-卵巢轴的相互调节、相互影响。在上一次月经周期黄体萎缩后,雌激素、孕激素水平降至最低,月经来潮,此时低水平雌激素、孕激素解除了对下丘脑、垂体的抑制,下丘脑开始分泌 GnRH,GnRH 促使垂体分泌 FSH,促进卵泡发育,分泌雌激素,子宫内膜发生增殖期变化。随着卵泡逐渐发育,接近成熟时卵泡分泌的雌激素达到 200 pg/ml 以上,并持续 48 h,对下丘脑和垂体产生正反馈作用,形成 LH 和 FSH 峰,两者协同作用,促使成熟卵泡排卵。排卵后,LH 和 FSH 急剧下降,在少量 LH 和 FSH 作用下,黄体形成并逐渐发育成熟。黄体主要分泌孕激素,也分泌雌激素,使子宫内膜发生分泌期变化。排卵后第 7~8 日孕激素达到高峰,雌激素亦达到又一个高峰,对下丘脑和垂体产生负反馈作用,垂体分泌的 LH 减少,黄体开始萎缩,雌激素、孕激素分泌骤减,子宫内膜失去性激素支持,发生萎缩、坏死、剥脱而月经来潮。此时,雌激素、孕激素的减少解除了下丘脑和垂体的负反馈抑制,FSH 分泌增加,卵泡又开始发育,新的月经周期开始,如此周而复始。

六、其他内分泌腺功能对月经周期的影响

下丘脑-垂体-卵巢轴也受其他内分泌腺功能的影响,如甲状腺、肾上腺及胰腺功能的异常,均可导致月经失调,甚至闭经。

(一)甲状腺

甲状腺分泌甲状腺素和三碘甲状腺原氨酸,不仅参与机体各种物质的新陈代谢,还对性腺的发育成熟、维持正常月经和生殖功能具有重要影响。青春期以前发生甲状腺功能退化可引起性发育障碍,使得青春期延迟。青春期则出现月经失调,临床表现为月经过少、稀发,甚至闭经。患者多合并不孕,自然流产和畸胎发生率增加。甲状腺功能轻度亢进时甲状腺分泌与释放增加,子宫内膜过度增生,临床表现为月经过多、过频,甚至发生功能失调性子宫出血。当甲状腺功能亢进进一步加重时,甲状腺素的分泌、释放及代谢等过程受到抑制,临床表现为月经稀发、月经量减少,甚至闭经。

(二)肾上腺

肾上腺不仅具有合成和分泌糖皮质激素、盐皮质激素的功能,还能合成和分泌少量雄激素和极微量雌激素、孕激素。肾上腺皮质是女性雄激素的主要来源。少量雄激素为正常女性的阴毛、腋毛、肌肉和全身发育所必需。但若雄激素分泌过多,可抑制下丘脑分泌 GnRH,并对抗雌激素,使卵巢功能受到抑制而出现闭经,甚至男性化表现。先天性肾上腺皮质增生症患者存在 21-羟化酶缺陷,导致皮质激素合成不足,引起促肾上腺皮质激素代偿性增加,促使肾上腺皮质网状带雄激素分泌过多,临床上导致女性假两性畸形(女性男性化)的表现。

(三)胰腺

胰岛分泌的胰岛素不仅参与糖代谢,而且对维持正常的卵巢功能有重要影响。胰岛素依赖型糖尿病患者常伴有卵巢功能低下。在胰岛素拮抗的高胰岛素血症患者,过多的胰岛素将促进卵巢产生过多雄激素,从而发生高雄激素血症,导致月经失调,甚至闭经。

(郑州大学护理学院　张　贤)

第三章

人体胚胎发育

　　胚胎发育是指从两性生殖细胞结合成为受精卵开始到胎儿出生过程中胚胎细胞的分裂增殖、细胞分化与形态发生。细胞增殖是细胞通过有丝分裂使细胞数目增加；细胞分化是指细胞化学成分、形态结构和功能呈现多样化的过程；形态发生是指由受精卵发育到成熟胎儿所经历的一系列有序的形态变化，包括胚体外形的建立和组织器官的发生。在细胞增殖过程中伴有细胞化学成分、形态结构和功能的分化，而在分化过程中出现了细胞或组织器官，乃至整个胚体的形态变化。

　　通常将胚胎发育的全过程分为三个时期：①胚前期（preembryonic period），是指受精卵发育到二胚层胚盘的出现，历时 2 周左右。②胚期（embryonic period），是指胚胎发育第 3 ~ 8 周，在此过程中三胚层形成，细胞逐渐分化；胎膜和胎盘形成；胚的各器官、系统与胚体外形发育初具雏形。③胎儿期（fetus period），是指第 9 周到胎儿出生的发育阶段，此期胎儿逐渐长大，各器官系统和组织结构逐渐发育成形，部分器官已出现了功能活动。

　　人体胚胎发育的全过程在母体的子宫内进行，以 4 周为一个妊娠月，胚胎发育历时约为 10 个月，俗称"十月怀胎"，即 10（月）×4（周）×7（天）= 280 天，除去月经周期排卵前 14 天，应为 266 天。如果与出生后数十年的生命岁月相比，胚胎在母体内的"生活"时间并不算长，但是胚胎期的发育正常与否，不仅关系到个体的形态和生理功能，而且与出生后智力、发育、生殖及多种疾病的发生等有关，是个体生命全过程中关键的时期。

第一节　生殖细胞与受精

一、生殖细胞

（一）精子发生

　　在临近青春期时，睾丸生精小管内的精原细胞开始分裂，分化为初级精母细胞。初级精母细胞经第一次减数分裂，分裂为两个等大的次级精母细胞。次级精母细胞很快进行第二次减数分裂,各形成两个精子细胞(染色体核型为23,X 或23,Y)。精子细胞经过变态成为精子(图3-1)。从精原细胞发育为精子需65 天左右。新形成的精子无运动能力,它们在附睾内停留8～17 天,继续发育成熟,并逐渐获得运动能力。此时精子头被糖蛋白覆盖,阻止了顶体酶的释放,仍无与卵子结合的能力。

(二)卵子发生

卵原细胞在胎儿时期开始分裂、分化,并静止在第一次减数分裂前期,称为初级卵母细胞,初级卵母细胞与周围的一层扁平形细胞共同构成原始卵泡。青春期后,原始卵泡到初级卵泡的转化是卵泡发育的开始,从初级卵泡发育到成熟卵泡至排卵需85 天左右。初级卵母细胞于成熟卵泡排出前完成第一次减数分裂,形成次级卵母细胞和第一极体,次级卵母细胞随即进入第二次减数分裂并停止在分裂中期。排出的次级卵母细胞与精子结合后才能完成第二次减数分裂,形成一个成熟的卵细胞(染色体核型为23,X)和第二极体(图3-1)。若排出的次级卵母细胞不与精子结合,则于排卵后24 小时退化。

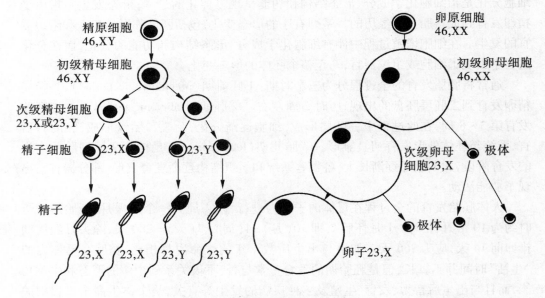

图3-1　精子和卵子发生示意图

二、受精

受精(fertilization)是指获能后的精子与次级卵母细胞相遇于输卵管,结合形成受精卵的过程。受精发生在排卵后12 小时内,整个受精过程约需24 小时。

(一)受精过程

1.精子获能　正常男性一次可射出3 亿～5 亿个精子,穿越子宫颈、子宫腔和输卵管最终到达输卵管壶腹部的精子只有300～500 个,在此过程中精子顶体表面的糖蛋白被生殖道分泌物中的蛋白水解酶降解,此过程称为精子获能(sperm capacitation),需7 小时左右。

2. 顶体反应　卵子(次级卵母细胞)从卵巢排出,经输卵管伞部进入输卵管内,当停留在输卵管处等待的精子与卵子相遇时,精子头部顶体外膜破裂,释放出顶体酶,溶解卵子外围的放射冠和透明带,称为顶体反应(acrosome reaction),借助顶体酶的作用,精子穿过放射冠和透明带(图3-2)。

3. 透明带反应　只有发生顶体反应的精子才能与次级卵母细胞融合。精子头部与卵子表面接触时,卵子细胞质内的皮质颗粒释放溶酶体酶,引起透明带结构改变,精子受体变性,阻止其他精子进入透明带,这一过程称为透明带反应(zona reaction)。

4. 受精卵形成　穿过透明带的精子外膜与卵子胞膜接触并融合,精子进入卵子内,随后卵子迅即完成第二次减数分裂,形成卵原核,卵原核与精原核融合,核膜消失,染色体相互融合,形成二倍体的受精卵(zygote),完成受精过程(图3-2)。

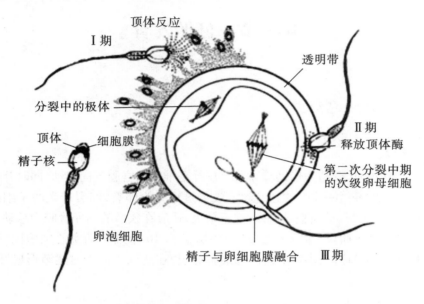

图3-2　精子的顶体反应及受精示意图

(二)受精条件

发育正常并获能的精子与发育正常的卵子在限定的时间内相遇是受精的基本条件。排卵后12~24小时卵细胞失去受精能力,精子进入女性生殖道后24小时内没有与卵子相遇也会失去受精的能力。精子的数量和质量及卵子的质量是受精的关键因素。精液中精子的密度低,受精的概率小;精子的质量不好,如畸形精子超过20%或精子活动能力差,或卵子发育异常,受精成功概率也会很小,并且发生畸形胚胎的可能性高。男女生殖道的通畅是受精的前提。如因结扎、避孕工具的使用或病理性粘连堵塞,精、卵不能相遇,受精就不能实现。生殖内分泌调节是生殖细胞发生、发育及其在生殖道中正常运转的重要条件,如生殖内分泌调节紊乱也会影响受精过程。

(三)受精意义

1. 恢复染色体的二倍体结构　精子的23条染色体与卵子的23条染色体相互融合,恢复了23对染色体的二倍体结构,保证了人类遗传物质的稳定性。

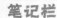

笔记栏

2. 标志新生命的开始 精子与卵子相互融合,激活了受精前卵细胞质内的储备,并激活处于静息状态的核糖体和 mRNA,使细胞代谢率升高,启动了受精卵的基因表达与蛋白质合成,也启动了 DNA 的复制与细胞分裂。

3. 决定新个体的性别 如果核型为 23,X 的精子与卵子(核型均为 23,X)受精,受精卵的核型为 46,XX,该新个体的遗传性别为女性;如果核型为 23,Y 的精子与卵子相结合,受精卵的核型为 46,XY,新个体的遗传性别为男性。

4. 受精卵的染色体 23 条来自父方,23 条来自母方,遗传物质重新组合,形成一种不完全同于父亲或母亲的新染色体组型,故新个体既保持了双亲的遗传特征,也具有不同于亲代的性状,有着比双亲更丰富的遗传特征和更强的生命力。

第二节 胚胎发育

一、卵裂和胚泡形成

(一)卵裂

受精后 30 小时,受精卵借助输卵管上皮纤毛推动向宫腔方向移动,同时开始进行有丝分裂,受精卵经过一系列快速有丝分裂的过程称为卵裂,卵裂产生的子细胞称卵裂球。受透明带限制,子细胞虽增多,并不增大,适应在狭窄的输卵管腔中移动。受精后 50 小时为 8 细胞阶段,至受精后 72 小时分裂为 16 个细胞的实心细胞团,形似桑椹,称桑椹胚(morula),桑椹胚继续进行细胞分裂,在达到子宫腔时逐渐形成胚泡(图 3-3)。

(二)胚泡的形成

受精后第 5 天,随着细胞不断分裂,细胞数目不断增加,当桑椹胚进入子宫腔时,卵裂球数目增至 100 个左右;卵裂球之间出现若干小间隙,这些细胞间隙逐渐融合形成一个大腔,即胚泡腔,腔内充满液体。此时的胚形成一个由透明带包裹的囊泡,故称胚泡(blastocyst)。原来位于桑椹胚中央部位的卵裂球被挤到胚泡的一端,组成内细胞群,胚体的组织结构主要由内细胞群增殖、分化发育而来,故内细胞群又称胚区。胚泡形成后透明带迅速消失,胚泡的壁由一层扁平细胞构成,可以从底蜕膜中吸取营养物质,并将营养物质传递给内细胞群,故称滋养层,覆盖在内细胞群外表面的滋养层称胚极滋养层(图 3-3)。

二、植入

胚泡逐渐侵入子宫内膜并埋藏在子宫内膜功能层的过程称为植入(implantation),又称着床(imbed)。植入于受精后第 6~7 天开始,第 11~12 天完成(图 3-4)。植入的部位通常在子宫底部或子宫体部的子宫内膜功能层。

（一）植入的生理过程

1. 黏附 首先是胚泡有内细胞群一侧的滋养层（胚极滋养层）细胞接触子宫内膜，胚极滋养层细胞产生的层粘连蛋白和子宫内膜上的受体蛋白结合，使胚泡黏附于子宫内膜上皮。

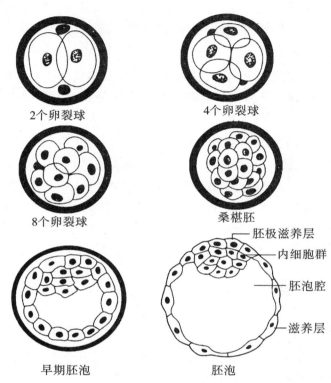

图 3-3 卵裂、桑椹胚和胚泡形成示意图

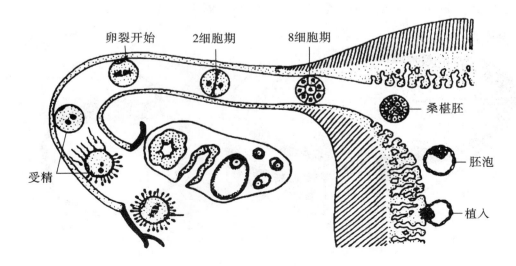

图 3-4 排卵、受精、卵裂和植入示意图

2. 侵入 胚极滋养层细胞迅速增殖,并分化形成两层细胞,外层细胞的细胞膜消失,胞质融合成合体滋养层;内层细胞的胞膜完整,细胞界限清楚,呈立方形,称细胞滋养层。合体滋养层细胞分泌蛋白酶,溶解子宫内膜形成一个小缺口,于是胚泡逐渐侵入内膜功能层。

3. 内膜修复 当胚泡完全植入内膜基质中之后,入侵的上皮缺口处先被一团非细胞物质封闭,随即内膜上皮细胞分裂增殖,修复缺口,植入过程完成。

(二)植入的条件

母体性激素分泌正常,使子宫内膜处在分泌期;胚泡发育必须正常,透明带及时消失及胚泡准时到达宫腔;子宫内膜周期性变化必须与胚泡发育同步;子宫腔无异物干扰。

(三)植入后子宫内膜发生蜕膜反应

胚泡植入后,在母体性激素的作用下,子宫内膜腺体增大,腺上皮细胞内糖原增加,结缔组织细胞肥大,血管充血,此时的子宫内膜称为蜕膜。根据蜕膜与胚胎的位置关系,将其分为三部分:①底蜕膜(decidual basalis),胚极滋养层细胞直接接触的蜕膜部分;②包蜕膜(decidual capsularis),覆盖在胚泡表面的蜕膜;③壁蜕膜(decidual paritalis),子宫其余部位的蜕膜。

三、二胚层胚盘的形成

(一)二胚层胚盘的形成

在胚泡植入的过程中胚泡的内细胞群和滋养层分别开始了其特异性的增殖、分化。大约在受精后第 8 天,内细胞群的成胚细胞分裂、增殖并分化成两层细胞:一层为立方形细胞,称为下胚层或称原始内胚层;下胚层上方与胚极之间的一层高柱状细胞,称为上胚层或称原始外胚层。由上下两个胚层构成的椭圆形细胞盘状结构,称为二胚层胚盘(bilaminar germ disc),是人体发育的原基(图 3-5)。

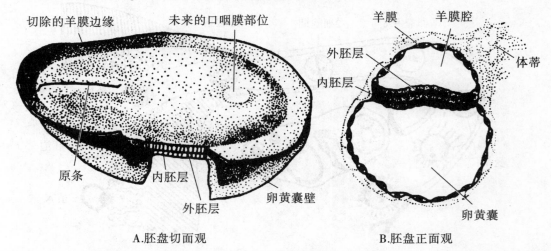

A.胚盘切面观　　　　　　　　　　B.胚盘正面观

图 3-5　人胚盘示意图

（二）相关结构的发生

1. 羊膜腔的形成　随着上胚层和下胚层的发生，在上胚层和胚极滋养细胞之间出现小腔隙，腔内充满液体，并迅速扩大形成一个大腔，称羊膜腔（amniotic cavity），腔内的液体称羊水。上胚层周边的羊膜形成细胞增殖，并向胚极滋养层内表面迁移，形成一层立方形或扁平细胞，分化为羊膜上皮。随着胚胎的不断发育、羊膜和羊膜腔的扩大，羊膜腔最终包裹整个胚胎。

2. 胚外中胚层与卵黄囊的发生　羊膜腔形成的同时，下胚层的细胞增殖，在原胚泡腔内表面构成胚外体腔膜，胚外体腔膜与下胚层周边相连，构成一个囊，称初级卵黄囊（primary yolk sac）。随后，胚外体腔膜与细胞滋养层之间出现胚外体腔。胚外体腔发生的同时，原始外胚层周边的细胞增殖，分别在细胞滋养层内表面与胚外体腔膜和羊膜上皮的外表面形成胚外中胚层。

3. 体蒂的发生　位于胚极处与羊膜腔之间的胚外中胚层增殖，将羊膜腔连于滋养层细胞内面，形成体蒂（body stalk），使羊膜腔悬吊于胚外体腔内。

四、三胚层的形成与分化

（一）三胚层形成

胚胎发育的第16天，上胚层细胞迅速分裂增殖，向胚体的一端、上胚层与下胚层之间的中轴线处迁移，形成一条纵向的细胞索，称原条，原条头端细胞密集膨大称原节。原条的形成使胚盘可分出头端和尾端，并决定了胚体的中轴，能分出胚体的左右两侧；原条可诱导周围的细胞分化，标志着三胚层即将形成。

上胚层原条处的细胞分裂增殖并向下胚层迁入，全部替换原来的下胚层，形成一层来自上胚层的新的细胞层，称内胚层；上胚层细胞继续增殖，凹陷，向上胚层与内胚层之间迁移，在上胚层与内胚层之间形成第3层细胞，称中胚层；当上胚层细胞增殖、分化、迁移形成内胚层和中胚层后，上胚层细胞已发生了分化，此时上胚层改称为外胚层。在胚胎发育的第3周末，胚盘由内、中、外三个胚层组成，呈椭圆形，头端大尾端小，称三胚层胚盘（tri laminar germ disc）。

（二）三胚层分化

在第4周至第8周的胚胎发育过程中，三个胚层分别进行各自的特殊分化，形成各种特定的组织或器官的原基，建成各器官系统的雏形；人体外形初步建立；胎盘与胎膜也于此时发育形成。

1. 外胚层的分化　外胚层细胞可分化出神经外胚层和表皮外胚层。神经外胚层增殖、分化出神经管和神经嵴。神经管是中枢神经系统的原基，将发育为脑、脊髓、视网膜等；神经嵴是周围神经系统的原基，将分化为脑神经节、脊神经节、自主神经节和外周神经等。表皮外胚层包被于胚体表面，分化为表皮、皮肤的附属器，如毛发、指（趾）甲、皮脂腺、汗腺、乳腺等。

2. 中胚层的分化　中胚层的分化很复杂，从内往外依次分化为轴旁中胚层、间介中胚层、侧中胚层、散在分布的间充质及生心区。轴旁中胚层将分化为脊柱、颈部和躯干的骨骼肌及真皮和皮下组织等；间介中胚层是分化为泌尿和生殖系统主要器官的原基;侧中胚层将分化为胸壁和腹壁的肌肉和结缔组织,消化管和呼吸道的肌组织、结缔组织及软骨,心包腔、胸膜腔和腹膜腔;间充质可分化为结缔组织、血管内皮和平滑肌、骨骼、软骨和肌肉、心脏和血液、淋巴结和脾、肾上腺等。

3.内胚层的分化　随着胚盘由平盘逐渐卷折成圆柱胚,内胚层被卷入胚体内,构成了原始消化管的上皮。原始消化管是消化系统、呼吸系统的原基,主要分化为消化道和呼吸道的上皮、肝和胰腺、喉、气管、主支气管和肺等。

五、胚体外形建立

随着三胚层的形成和初步分化,胚体各器官系统原基先后形成,胚体外形随之发生相应变化。胚体中轴比边缘发育快,头侧生长快于尾侧,外胚层发育较内胚层快,使平盘状胚盘发生头折、尾折和两边的侧折。胚盘向腹侧面(内胚层方向)包卷,形成头端大于尾侧的圆柱胚,外胚层包于胚体的表面;内胚层卷折到胚体内部;卵黄囊与体蒂融合,被羊膜包裹,形成原始脐带;胚体借脐带悬浮于羊膜腔的羊水中。至第8周末,胚体的眼、耳、鼻、颜面、肢体已经发生,胚胎外形建立,胚体初具人形(图3-6)。

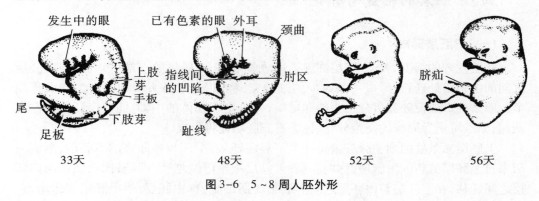

图3-6　5~8周人胚外形

第三节　胎膜和胎盘

胎膜(fetal membrane)和胎盘(placenta)不参与胚体的构成,主要是为胚胎生长发育提供营养、保护,并进行呼吸和排泄等,胎盘还有重要的内分泌和屏障功能,卵黄囊为胚体发育提供了造血干细胞和原始生殖细胞。

一、胎膜

胎膜包括绒毛膜、羊膜、卵黄囊、尿囊和脐带。胎膜变化如图3-7所示。

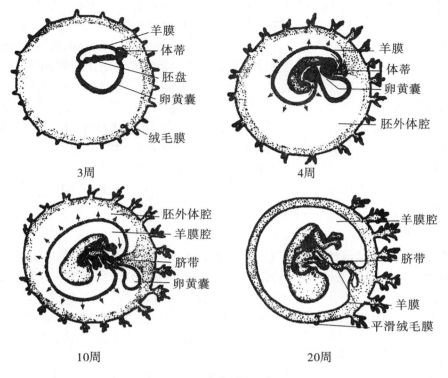

图 3-7　胎膜变化示意图

（一）绒毛膜

1. 绒毛膜的发生与结构　绒毛膜包在胚胎的最外面,直接与子宫蜕膜接触。随着胚泡的植入,合体滋养层细胞大量分裂增殖,在合体滋养层内出现许多小腔隙,称滋养层陷凹。滋养层陷凹将合体滋养层细胞分隔为大小不等、形态不规则的细胞索,同时,细胞滋养层进入合体滋养层细胞索内,两层滋养层细胞在胚泡表面形成一些不规则突起,称为绒毛,此为最早的干绒毛,称初级干绒毛;随后胚外中胚层的壁层细胞紧贴细胞滋养层构成绒毛膜板,胚外中胚层从绒毛膜板长入初级干绒毛的中轴,初级干绒毛发育为次级干绒毛;次级干绒毛和绒毛膜板合称绒毛膜(chorion)。胚胎发育的第3周,绒毛膜的胚外中胚层内形成血管网,并与胚体内的血管相通,此时的绒毛改称三级干绒毛。随着滋养层细胞不断增殖和绒毛的发育,滋养层陷凹发育演变形成绒毛间隙,绒毛间隙中充满了母体血液。

2. 绒毛膜的演变　胚胎发育的前6周,绒毛膜表面的绒毛均匀分布,到第3个月时,伸入包蜕膜中的绒毛由于受压、营养缺乏而逐渐萎缩退化,该处的绒毛膜变得光滑平坦,称平滑绒毛膜;伸入底蜕膜中的绒毛营养丰富,分支生长茂盛,称丛密绒毛膜。随着胚胎的发育,丛密绒毛膜与底蜕膜共同构成了胎盘,而平滑绒毛膜则和包蜕膜一起逐渐与壁蜕膜融合。

（二）羊膜

1. 羊膜的形成与结构　当胚外中胚层形成后,羊膜(amniotic membrane)由羊膜上皮和胚外中胚层构成,是包裹在胚体外的胎膜成分。随着胚胎发育,羊膜与羊膜腔

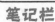

扩大,胚外体腔消失,羊膜与绒毛膜相贴;羊膜反折包被在脐带表面与胎盘的胎儿面。羊膜薄而透明,厚 0.2~0.5 mm,是一层半透膜,具有分泌与吸收羊水的作用。

2. 羊水 胚胎早期,羊水主要由羊膜细胞分泌;至第 12 周,胎儿开始将尿液排入羊水。羊水经胎膜、脐带、胎儿体表上皮细胞吸收及胎儿的吞咽而吸收,维持羊水的更新与动态平衡。妊娠早期羊水为无色澄清液体,妊娠足月羊水略混浊、不透明,可见羊水内悬有小片状物(胎脂、胎儿脱落上皮细胞、毳毛、毛发、少量白细胞、白蛋白、尿酸盐等)。正常妊娠 38 周时羊水量约 1000 ml,此后羊水量逐渐减少,妊娠 40 周羊水量约 800 ml。羊水对胎儿和母体具有保护作用,胎儿在足量的羊水中活动,可防止胚体粘连;胎儿吞饮羊水,使胎儿消化、泌尿系统的功能逐渐建立;缓冲外力压迫作用;临产时,羊水有扩张宫颈和冲洗产道的作用。此外,通过检测和分析羊水中的细胞和化学成分,可早期诊断某些先天性疾病等。

(三)脐带

1. 脐带的形成与结构 脐带(umbilical cord)是连接胎儿与胎盘的条索状组织。脐带的形成与胚盘的卷折密切相关,随着胚盘向腹侧卷折,羊膜腔完全包裹了整个胚体,并将卵黄囊、体蒂以及体蒂内的尿囊、尿囊壁上的尿囊动脉和尿囊静脉等都挤压在一起,包被成一条圆柱状结构,即脐带。随着胚胎的发育,脐带逐渐加长,脐带的远端连接胎盘,脐带内的胚外中胚层形成了黏液性结缔组织,尿囊动、静脉变成两条脐动脉和一条脐静脉。妊娠足月时,脐带长 30~100 cm,平均 55 cm,直径 0.8~2.0 cm。

2. 脐带的生理功能 胎儿借助脐带悬浮于羊水中,脐血管一端与胚体内血管相连,另一端与胎盘绒毛内的血管相连,使胎儿血液通过胎盘膜与母体进行物质交换。

二、胎盘

胎盘是由胎儿的丛密绒毛膜与母体的底蜕膜共同组成的圆盘状结构。

(一)胎盘的形态结构

胎盘呈中央厚、边缘薄的圆盘状。足月胎儿的胎盘直径为 16~20 cm,厚 1.0~3.0 cm,重 450~650 g。胎盘的胎儿面光滑,表面覆盖羊膜,脐带附着于中央或偏中央,透过羊膜可见脐血管的分支放射状走行;胎盘的母体面粗糙,剥离后可见胎盘小叶。

胎盘的垂直断面由三层结构构成:胎儿面为绒毛膜板,母体面为滋养层和蜕膜,中层为绒毛和绒毛间隙。螺旋动脉和子宫小静脉直接开口于绒毛间隙,其内充满了母体血液,称血池,绒毛浸浴于血池中。从绒毛膜板发出 60 个左右的干绒毛,每支干绒毛又分出数个分支;绒毛干固定于底蜕膜上,称固定绒毛;其余的分支一端游离,称游离绒毛。底蜕膜上未被分解的蜕膜形成胎盘隔伸入绒毛之间,将绒毛分隔为 15~30 个小区,称胎盘小叶,每个胎盘小叶中含有 1~4 个干绒毛及其分支(图 3-8)。

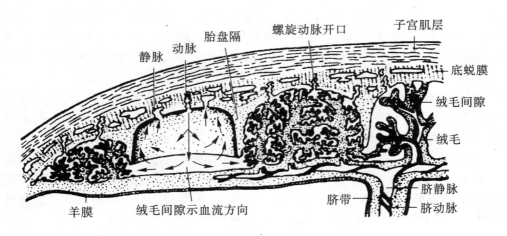

图中标注：静脉　动脉　胎盘隔　螺旋动脉开口　子宫肌层　底蜕膜　绒毛间隙　绒毛　脐静脉　脐动脉　脐带　羊膜　绒毛间隙示血流方向

图 3-8　胎盘结构模式图（纵切）

（二）胎盘的血液循环和胎盘膜

胎盘内有母体和子体两套循环通路：母体血液循环通路起自子宫动脉的分支，经螺旋动脉、绒毛间隙的血池最终汇入子宫静脉；胎儿血液循环起自脐动脉，经绒毛内毛细血管最终汇入脐静脉。在胎盘小叶内，绒毛毛细血管中流动着胎儿的血液，绒毛间隙中流动着母体的血液，两种血液之间通过胎盘膜进行物质交换。胎盘膜由绒毛毛细血管壁、滋养层细胞和少量结缔组织构成，营养物质、代谢废物、抗体蛋白等可以定向通过胎盘膜，某些大分子物质特别是有害物质、细菌、血细胞等一般不能通过。因此，胎盘膜又称胎盘屏障（placental barrier）。

（三）胎盘的生理功能

胎盘的生理功能极其重要，也非常复杂，主要有物质交换、分泌激素及屏障作用等。

1. 物质交换　妊娠期间胎儿生长所需的氧气、营养物质由母血通过胎盘提供给胎儿，而胎儿的代谢产物如尿素、尿酸、肌酐、肌酸等，经胎盘转输入母血后由母体排出。随着胎龄的增长，胎盘膜逐渐变薄，物质交换的功能也越来越强。一般认为，气体、水和电解质、脂溶性维生素等的交换通过简单扩散方式进行；葡萄糖通过易化扩散而转运；氨基酸、水溶性维生素及钙、铁等通过主动运输方式转运；大分子蛋白通过胞饮和胞吐方式通过胎盘膜；脂肪酸可自由通过胎盘膜，并参与胎儿的脂肪合成。

2. 内分泌功能　胎盘可分泌多种激素，对维持正常妊娠和胎儿生长发育起重要作用。其中几种最重要的激素有：

（1）人绒毛膜促性腺激素（human chorionic gonadotropin，HCG）　HCG 是合体滋养细胞合成和分泌的一种糖蛋白类激素，受精后 10 日可自母体血清中测出，随之逐渐增多，第 9~11 周达高峰；之后逐渐下降，近 20 周时降至最低，直到分娩，产后 2 周内消失。HCG 有多种生理功能，妊娠初期，其作用类似黄体生成素，可促进孕妇卵巢黄体的继续存在以维持妊娠的正常进行；HCG 还可能有抑制母体对胎儿及胎盘免疫排斥的作用。

（2）人胎盘生乳素（human placental lactogen,HPL）　HPL是合体滋养细胞合成和分泌的一种蛋白类激素,妊娠5~6周可在母体血浆中测出,以后分泌量持续升高,至妊娠34~36周达高峰并维持至分娩,产后迅速下降,产后7小时即测不出。HPL作用于母体,促进其乳腺的生长发育;作用于胎儿,促进胎儿的代谢和生长发育。

（3）雌激素和孕激素　妊娠早期由卵巢黄体合成和分泌雌激素和孕激素,妊娠8~10周后,胎盘合体滋养细胞是产生雌激素和孕激素的主要来源。胎盘产生的雌激素和孕激素多数进入母体血液,发挥作用后,在肝中代谢,经肾随尿液排出。

3.防御屏障功能　多数细菌和其他致病微生物不能通过胎盘膜,所以胎盘是胎儿的一道重要防御屏障。但是,大多数药物和某些病毒（如风疹病毒、巨细胞病毒等）可以通过胎盘膜进入胎儿体内,影响胎儿发育。细菌、弓形虫、衣原体、螺旋体不能通过胎盘膜,但可以在胎盘局部形成病灶,破坏绒毛结构后使胚胎受感染。

第四节　胚胎各期发育特征

一、胚胎龄的推算

胚胎龄的计算方法主要有月经龄、受精龄、性交龄,以及根据骨化中心的出现时间和胚胎发育状况推算胚胎龄。

1.月经龄（menstrual age）　根据孕妇受孕前末次月经日为胚胎龄的第1天,推算出的胚胎龄,是临床医务工作者常用的方法。以月经周期为28天计算,月经龄为280天,即40周。

2.受精龄（fertilization age）　因为排卵通常是在月经周期的第14天左右,故实际胚胎龄应从受精日算起,即一个正常成熟胎儿的受精龄为266天（280天减去14天）左右,即38周。胚胎学研究工作者常用此方法。

3.性交龄（coital age）　是根据性交的时间计算出的胚胎龄,比受精龄多0.5~1天,故与受精龄大体相当,故受精龄常以此推算。

4.根据胚胎各期发育特征推算的胚胎龄　胚胎学家对大数量不同发育时期的人胚胎标本进行观察和测量,找出了各期胚胎的典型外形特征及测量参数与胚胎龄的对应关系,可以根据胚胎的某些外形特征和测量结果,从表中查出胚胎的受精龄（表3-1、表3-2）。常用的测量指标主要有体重、最大长度（greatest length,GL）、顶臀长（crown-rump length,CRL）、顶跟长（crown-heel length,CHL）、足长等。GL用来测量3周之前的盘状胚,CRL用来测量4~8周的胚,CHL常用以测量8周之后的胎儿。测量方法见图3-9。

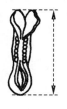
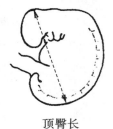
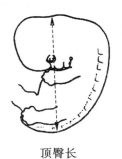
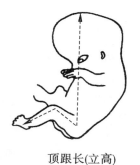

全长　　　　　　顶臀长　　　　　　顶臀长　　　　　　顶跟长(立高)

图 3-9　胚胎长度测量法示意图

二、胚胎各期发育特征

人胚从受精卵发育到成熟胎儿,从内部各器官的发生到外形改变都经过复杂的变化。胚胎各期的主要发育特征见表 3-1、表 3-2。

表 3-1　胚的外形特征与长度

胚胎龄/周	外形特征	长度/mm
1	受精、卵裂、胚泡形成,开始植入	
2	二胚层胚盘形成,植入完成,绒毛膜形成	0.1 ~ 0.4(GL)
3	三胚层胚盘形成,神经板和神经褶出现,体节出现	0.5 ~ 1.5(GL)
4	胚体渐形成,神经管形成,体节 3 ~ 29 对,鳃弓 1 ~ 2 对,眼、耳、鼻始基出现,脐带和胎盘形成	1.5 ~ 5.0(CRL)
5	胚体弯向腹侧,体节 30 ~ 40 对,鳃弓 5 对,肢芽出现,手板明显	4 ~ 8(CRL)
6	肢芽分为两节,足板明显,耳郭突出现,视网膜出现色素	7 ~ 12(CRL)
7	手足板相继出现指趾雏形,体节不见,颜面形成,乳腺嵴出现	10 ~ 21(CRL)
8	指趾明显并出现分节,眼睑开放,尿生殖膜和肛膜破裂,外阴可见,性别不分,脐疝明显	19 ~ 35(CRL)

注:此表主要参照 Jirasek(1983)

表 3-2　胎儿外形主要特征及身长、足长与体重

胎龄/周	外形特征	身长/mm	足长/mm	体重/g
9	眼睑闭合,外阴性别不可辨	50	7	8
10	肠袢退回,指甲开始发生	61	9	14
12	外阴可辨性别,颈明显	87	14	45
14	头竖直,下肢发育好,趾甲开始发生	120	20(22.0)	110

续表 3-2

胎龄/周	外形特征	身长/mm	足长/mm	体重/g
16	耳竖起	140	27(26.3)	200
18	胎脂出现	160	33(32.9)	320
20	头与躯干出现胎毛	190	39(37.9)	460
22	皮肤红、皱	210	45(43.2)	630
24	指甲全出现,胎体瘦	230	50(49.8)	820
26	睑部分打开,睫毛出现	250	55(54.0)	1000
28	眼张开,头发出现,皮肤略皱	270	59(61.9)	1300
30	趾甲全出现,胎体平滑,睾丸开始下降	280	63(63.4)	1700
32	指甲平齐指尖,皮肤浅红光滑	300	68(67.4)	2100
36	趾甲平齐趾尖,胎体丰满,胎毛基本消失,肢体弯曲	340	79(73.4)	2900
38	胸部发育好,乳腺略隆起,睾丸位于阴囊或腹股沟管,指甲超过指尖	360	83(77.1)	3400

注:足长括号内数据是应用 B 超测国人妊娠胎儿足长所得均数,其他数据均参照 Moore(1998)直接测量胎儿结果

第五节　双胎、多胎与联体双胎

一、双胎

双胎(twins)又称孪生,即一次妊娠有两个胚胎同时发育成熟,其发生率为1%。双胎有两种情况:双卵双胎(dizygotic twins)和单卵双胎(monozygotic twins)。

(一)双卵双胎

双卵双胎是指在一个月经周期内有两个卵泡发育成熟,排出两个卵子并分别与精子结合受精,发育为两个胎儿,每个胎儿各具有自己的羊膜、绒毛膜和胎盘。双卵双胎的两个胎儿的基因构成各不相同,其性别可相同也可不相同,相貌和生理特征的差异如同一般的兄弟姐妹,仅是同龄而已。

(二)单卵双胎

单卵双胎是指一个卵子受精后所形成的早期孕体发生分离而形成两个胎儿。由于早期孕体发生分离的时期不同,两个胎儿所属的胎膜和胎盘的相互关系也不相同(图3-10)。

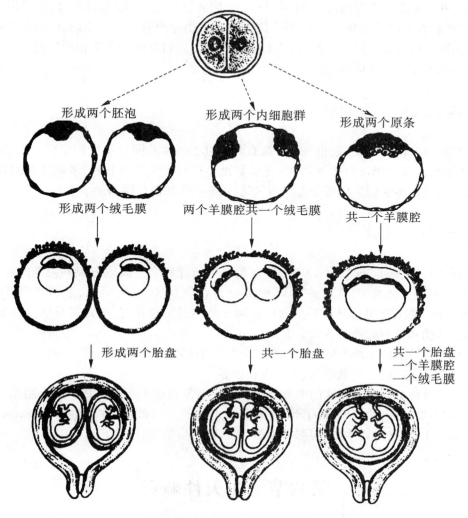

图 3-10 单卵双胎形成示意图

1. 卵裂球分离　受精后 3 天内,由于某种或某些因素的作用,卵裂球分离成两个相等或不相等的细胞群,每个细胞群将各自发育成一个独立的胎儿。两个胎儿的胎膜和胎盘之间的关系与双卵双胎相似,如果两个胚泡植入地点相距较远,则形成两个独立的胎盘;如果两个胚泡植入地点相靠近,两胎盘可相互融合,而胎盘内血液循环互相分离。卵裂球发生分离发育成双胎的发生率,约占单卵双胎总数的 30%。

2. 内细胞群分离　受精后 4~7 天,如果在一个胚泡内形成两个内细胞群,则每个内细胞群各自发育为独立的胎儿。在胚泡植入子宫内膜后,形成一个胎盘,胎盘内来自两个胎儿的血管相互吻合沟通。由于内细胞群时期,羊膜腔尚未形成,故两个胎儿具有各自的羊膜囊、单绒毛膜囊和单胎盘。内细胞群分离约占单卵双胎的 65%。受精后 8~11 天内,羊膜腔已开始出现,内细胞群的成胚细胞发生分离,并发育成两个独立的胎儿,两个胎儿具有同一羊膜囊、绒毛膜囊和胎盘,此种情况约占单卵双胎的 1%。

3. 两个原条 在受精后第 11～13 天,羊膜腔已形成,内细胞群发育为二胚层胚盘,在此胚盘中如形成两个原条,每个原条将各自诱导形成一个独立的新个体。这样形成的两个胎儿具有同一羊膜囊、绒毛膜囊和胎盘。如果两个原条相距较近,易发生躯体分离不完全的联体双胎。

二、多胎

多胎(multiple birth)是指一次妊娠有两个以上的胎儿同时发生和发育。在 20 世纪 60 年代以前,多胎的发生率很低,随着辅助生殖技术的广泛开展,多胎妊娠的发生率明显增高。多胎的类型可分为单卵多胎、双卵多胎和混合性多胎。

三、联体双胎

联体双胎(conjoined twins)系单卵双胎早期未能完全分离或分裂不完全所致,两个胎儿的某一部位联结在一起而形成联体。联体双胎较罕见,其发生率约为1/500 000。根据胎儿躯体联结的部位和两个联胎的发育情况,通常将联体双胎分为对称性联胎和非对称性联胎两大类。

1. 对称性联胎 两个胎儿的发育状态和大小相同,结构对称,联结部位相同。如头联双胎、胸腹联胎、臀骶联胎、头胸腹联胎等。

2. 非对称性联胎 相联的两个胎儿的大小及发育极不相称。其中一个胎儿发育正常,称主胎;另一个小或发育不全,附着于主胎的某一部位,称寄生胎(parasitus)。如头部寄生胎、胸部寄生胎、腹部寄生胎、臀骶部寄生胎、胎内胎等。

第六节 先天性畸形

先天性畸形(congenital malformation)是由于胚胎发育紊乱导致的形态结构异常,出生时即已存在,属于出生缺陷的一种。出生缺陷(birth defect)的含义更广,还包括功能、代谢和行为等方面的异常。近年来,随着现代工业发展和环境污染的加重,先天性畸形的发生率呈上升趋势,严重危害人类健康,受到世界各国的高度重视。

一、先天性畸形的分类

先天性畸形种类繁多,涉及机体的每一个系统乃至于整个机体。世界卫生组织在疾病的国际统计学分类中,根据先天性畸形的发生部位进行分类,并对各种畸形编制了分类代码。目前,世界各国对先天性畸形的调查统计大都采用此分类方法,并根据本国的具体情况略加修改补充。本节仅列出其中 12 种世界各国常规监测的先天性畸形(表 3-3)和我国常规监测的 19 种先天性畸形(表 3-4)。

表3-3　世界各国常规监测的12种先天性畸形

先天性畸形	国际分类编码	先天性畸形	国际分类编码
无脑儿	740	直肠及肛门闭锁	751.2
脊柱裂	741	尿道下裂	752.2
脑积水	742	短肢畸形-上肢	755.2
腭裂	749.0	短肢畸形-下肢	755.3
全部唇裂	749.1-749.2	先天性髋关节脱位	755.6
食管闭锁及狭窄	750.2	唐氏综合征	759.3

表3-4　我国常规监测的19种先天性畸形

先天性畸形	国际分类编码	先天性畸形	国际分类编码
无脑儿	740	短肢畸形（上、下肢）	755.2-755.3
脊柱裂	741	先天性髋关节脱位	755.6
脑积水	742	畸形足	754
腭裂	749.0	多指与并指（趾）	755.0-755.1
全部唇裂	749.1-749.2	血管瘤	620
先天性心脏病	746-747	色素痣	757.1
食管闭锁及狭窄	750.2	唐氏综合征	759.3
直肠及肛门闭锁	751.2	幽门肥大	750.1
内脏外翻	606	膈疝	603
尿道上、下裂	752.2-752.3		

二、致畸敏感期

受到致畸因子的作用最易发生畸形的发育阶段,称为致畸敏感期(susceptible period)。由于胚胎各器官的发生时间不同,故各器官的致畸敏感期不同(图3-11)。受精后第1~2周的胚胎受到致畸因子的作用后,如果致畸作用强,胚胎即死亡;如果致畸作用弱,少数细胞受损死亡,多数细胞可以代偿调整。受精后第3~8周,器官原基正在发生和演变,此期最易受到致畸因子的干扰而发生器官形态结构畸形。胎儿期各器官在胚期发育基础上进一步分化成熟,虽然受到致畸作用后也会发生畸形,但多属微观结构的异常和功能缺陷,一般不出现宏观形态的畸形。

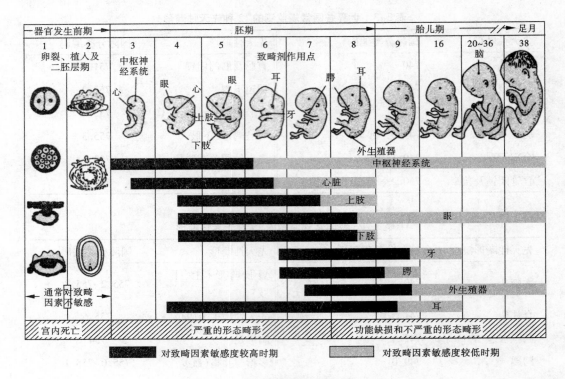

图 3-11　人体主要器官的致畸敏感期

（徐州医科大学护理学院　杜凤英
莆田学院护理学院　顾　琳）

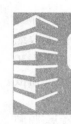

第四章
妊娠期妇女的解剖与生理变化

在妇女妊娠的这一时期中,为了适应胎儿生长、发育的需要并为分娩做准备,在胎儿和胎盘产生激素的作用下以及神经内分泌的影响下,孕妇在解剖、生理等各方面会发生一系列变化,其中最主要的是生殖器官的变化和为适应妊娠所需要的全身各系统的功能及代谢变化。这些变化将在分娩及停止哺乳后恢复至未妊娠状态。

第一节　生殖器官

一、子宫

子宫起着在妊娠期孕育胚胎、胎儿及在分娩期娩出胎儿、胎盘的重要作用,也是妊娠期变化最大的器官。

1. 子宫大小、形状及位置的改变　非妊娠时,子宫大小约为 7.5 cm×4.5 cm×2.5 cm,重量60 g,容量5 ml。随着妊娠的进展,胚胎和胎儿的发育以及羊水的形成,子宫逐渐增大。至妊娠足月时,子宫大小达到 35 cm×25 cm×22 cm;重量增至1100 g,为非妊娠时的近20倍;容量增至5000 ml,约为非妊娠时的1000倍。子宫的增大主要是由于肌细胞的肥大,同时也有少量肌细胞和结缔组织的增生。子宫肌细胞在非妊娠时长20 μm、宽2 μm,至妊娠足月时可增至长500 μm、宽10 μm,且细胞质内富含具有收缩性的肌动蛋白(actin)和肌球蛋白(myosin),为临产后的子宫收缩提供了物质基础。子宫增大的原因,在妊娠早期是内分泌激素(主要是雌激素)的刺激所致,在妊娠中后期则是胎儿及其附属物生长使宫腔压力增加所致。子宫壁的厚度在非妊娠期约1 cm,妊娠后宫壁厚度逐渐增加,至妊娠中期增至最厚,为2.0~2.5 cm,妊娠晚期由于子宫容量的增加而逐渐变薄,至足月时又变为1 cm左右。

子宫的形状随着妊娠的进展也有显著改变。非妊娠时,子宫呈前后略扁的倒置梨形。妊娠早期,子宫各部增大不均一,胚胎着床处明显突出而使子宫呈一不对称球形。妊娠12周后,子宫外形逐渐变均匀,形状也逐渐变为长椭圆形直至妊娠足月。

在妊娠12周前,子宫位于盆腔内。随着妊娠的进展,子宫逐渐增大超出盆腔,上升进入腹腔,在耻骨联合上可触及。由于乙状结肠和直肠占据骨盆腔左侧,所以妊娠子宫常呈轻度右旋。孕妇站立位时,子宫纵轴与骨盆入口纵轴一致,腹壁对子宫起支持作用。孕妇仰卧位时,子宫向后倒向脊柱,可能会出现由于压迫腹主动脉和下腔静脉而导致仰卧位低血压综合征的表现,如心慌、脉搏加快、血压下降等。

2. 子宫收缩　从妊娠 12 ~ 14 周起,子宫会出现不规则的无痛性收缩,称为 Braxton Hicks 收缩,特点是稀发的、不规律的、不对称的及无痛的。随着妊娠进展收缩的频率和幅度有所增加,但收缩时一般宫腔压力不超过 25 mmHg,持续时间不足 30 秒,不会使宫颈扩张。这种生理性无痛性宫缩可以促进子宫血窦和绒毛间隙中的血液循环。

3. 子宫内膜　囊胚着床后,在雌激素、孕激素的作用下,子宫内膜腺体增大,腺腔中富含黏液和糖原,血管充血,结缔组织细胞肥大,月经周期的变化停止,此时的子宫内膜称为蜕膜(decidua)。根据蜕膜和囊胚的位置关系,可将蜕膜分为 3 个部分,分别是:①底蜕膜(basal decidua):囊胚着床部位的子宫内膜,将来发育成胎盘的母体部分;②包蜕膜(capsular decidua):覆盖在囊胚表面的子宫内膜,随着胚胎的发育逐渐向宫腔突起,贴近真蜕膜;③真蜕膜(true decidua):除了底蜕膜和包蜕膜以外的其他部分的子宫内膜,妊娠 12 周以后,随着胚胎发育、羊膜腔增大,包蜕膜与真蜕膜逐渐贴近,最终融合,宫腔消失(图 4-1)。

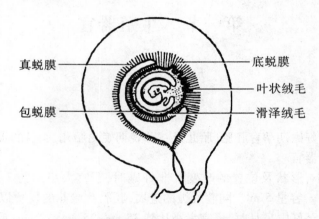

真蜕膜　　　　　　　底蜕膜

包蜕膜　　　　　　　叶状绒毛

　　　　　　　　　　滑泽绒毛

图 4-1　早期妊娠子宫蜕膜与绒毛的关系

4. 子宫峡部　子宫峡部是位于宫颈与宫体之间的狭窄部分,非妊娠时长约 1 cm。妊娠早期子宫峡部明显变软,妇科检查时会感到宫体与宫颈似不相连,这个体征称为黑加征(Hegar sign)。随妊娠进展,子宫峡部逐渐伸展、拉长、变薄,形成宫腔的一部分,称为子宫下段,临产后可进一步伸展至 7 ~ 10 cm,形成软产道的一部分,是剖宫产术的重要解剖结构。

5. 宫颈　妊娠后,宫颈血管增多、组织水肿,外观呈紫蓝色,质地变软。宫颈管腺体增生肥大并向外、向内伸展,使鳞柱交界向宫颈表面移动,出现宫颈柱状上皮异位现象。妊娠期宫颈管腺体分泌较多黏稠的黏液,形成黏液栓堵塞宫颈口,且黏液中含有免疫球蛋白和细胞因子,有防止外来病原体侵入宫腔的作用。

笔记栏

二、卵巢

妊娠后,卵巢周期性变化停止,即不再出现新卵泡发育和排卵。不再排卵对卵巢来讲有一定的保护作用,据统计,平均妊娠数较低的女性卵巢癌患病风险增加。黄体在人绒毛膜促性腺激素的影响下继续生长成为妊娠黄体。妊娠黄体较大,可产生大量的孕激素和雌激素,对维持早期妊娠起着重要作用,尤其在妊娠6～7周前。妊娠10周后,黄体功能被胎盘取代,直至妊娠足月。

三、阴道

妊娠时,阴道黏膜水肿充血,呈紫蓝色,称查德威克(Chadwick)征。阴道肌层细胞肥大,黏膜增厚、皱襞增多,周围结缔组织疏松变软,有利于分娩时阴道充分扩张伸展供胎儿通过。阴道上皮细胞含糖原增多,经乳酸杆菌作用分解形成的乳酸也相应增多,使阴道 pH 值下降,对防止致病菌感染有一定的作用。阴道分泌物增多,加之宫颈管腺体分泌也增加,孕妇会出现白带增多现象,又由于阴道上皮细胞脱落增多,所以白带常呈白色糊状。

四、外阴

妊娠期间,大小阴唇色素沉着,外阴及大小阴唇的肌肉与血管均有增多,结缔组织变软,伸展性增强,有利于分娩时充分扩张供胎儿通过。妊娠时,由于增大子宫的压迫作用,盆腔静脉及下腔静脉血液回流障碍,部分孕妇会出现外阴或下肢静脉曲张,但这种情况在产后一般可自行消失。

五、输卵管

妊娠后,输卵管伸长,但肌细胞并无肥大。黏膜上皮与非妊娠时相比细胞稍变平,有时会出现蜕膜样改变。

六、乳房

妊娠期间乳房有明显改变。受垂体催乳素、人胎盘生乳素、雌激素及孕激素等激素的影响,乳腺腺管和腺泡发育,乳房增大,孕妇自觉乳房发胀、有轻微触痛感或刺痛感是早孕的常见表现。乳头增大,着色加深,易勃起。乳晕也着色加深,乳晕上有因皮脂腺肥大而形成的散在结节状突起,称为蒙氏结节(Montgomery tubercles)。妊娠晚期,尤其是临近分娩时,挤压乳房可有少量稀薄的淡黄色液体流出,称为初乳,但真正的泌乳在分娩后才会出现,这可能与妊娠期间大量雌激素和孕激素可抑制乳汁分泌有关。产后,随着胎盘的娩出,雌激素和孕激素的水平迅速下降,加之新生儿吸吮乳头的刺激,乳汁开始分泌。

笔记栏

第二节 内分泌系统

一、垂体

妊娠期间,垂体的大小和重量均增加,尤其是腺垂体增大明显,嗜酸细胞增多肥大,形成所谓的"妊娠细胞"。产后发生出血性休克者可使肥大的垂体出现缺血坏死,导致希恩综合征(Sheehan syndrome)。

1.促性腺激素(gonadotropin,Gn) 妊娠期间,孕妇体内有大量的雌激素和孕激素,因其对下丘脑和垂体的负反馈作用,使垂体分泌促卵泡素(FSH)及促黄体生成素(LH)减少,故而妊娠期卵巢中无卵泡生长发育成熟,也无排卵。

2.催乳素(prolactin,PRL) 催乳素从妊娠第7周开始增多,且逐渐增加直至足月,其正常值由非妊娠期的约15 μg/L,增至妊娠足月时的约150 μg/L,增加9倍。催乳素在妊娠期主要作用于乳腺上皮细胞,促进乳腺发育,同时促进乳腺腺泡细胞酪蛋白、乳蛋白素、乳糖及脂类的产生,为产后泌乳做准备。

3.促甲状腺素(thyroid stimulating hormone,TSH) 妊娠期垂体分泌促甲状腺素增多,甲状腺对促甲状腺素的敏感性也增加,但孕妇并无甲状腺功能亢进的表现。

4.促肾上腺皮质激素(adrenocorticotropic hormone,ACTH) 妊娠期垂体分泌促肾上腺皮质激素增多,但孕妇无肾上腺皮质功能亢进表现,促肾上腺皮质激素在母体与胎儿之间无交换。

5.促黑素细胞刺激素(melanocyte stimulating hormone,MSH) 妊娠期垂体分泌促黑素细胞刺激素增多,使孕妇乳头、乳晕、腹白线、外阴等处皮肤有色素沉着。

二、甲状腺

妊娠期间,受促甲状腺素和人绒毛膜促性腺激素的影响,甲状腺自妊娠初期即出现腺组织增生肥大,体积呈均匀性增大,血管增多、血供增加,腺泡腺腔及胶质增多,电镜下可见线粒体、内质网等增生活跃,这种状态一直持续到妊娠结束。孕妇基础代谢率在妊娠期约增加20%,血中甲状腺素水平自妊娠8周开始增加。妊娠期由于受大量雌激素的刺激,肝产生甲状腺素结合球蛋白(thyroxine-binding globulin,TBG)明显增多,为非妊娠期的2~3倍,且甲状腺素结合球蛋白与T_3、T_4的结合力增强,故虽然总甲状腺素增多了,但其中主要是结合型甲状腺素增多,而游离型甲状腺素并未增多,即活性激素量未增多,孕妇不会因此出现甲状腺功能亢进的表现。

胎儿甲状腺在妊娠12周左右时已分化发育并有聚碘功能。碘及游离型甲状腺素可通过胎盘,促甲状腺素及结合型甲状腺素几乎不能穿过胎盘,故孕妇与胎儿体内的促甲状腺素负责各自的甲状腺功能的调节,即妊娠期孕妇与胎儿的甲状腺素各自有独立体系。妊娠期间禁止使用放射性同位素[131]I对孕妇做甲状腺功能的检测,以免[131]I

通过胎盘进入胎儿体内破坏胎儿的甲状腺。同理,哺乳期也不能使用^{131}I做甲状腺的功能检查及治疗,因其可通过乳汁进入小儿体内影响其甲状腺,若必须使用则应暂停哺乳。

三、甲状旁腺

甲状旁腺主要通过分泌甲状旁腺素(parathyroid hormone,PTH)和降钙素(calcitonin,CT)调节体内钙磷代谢,其主要作用部位是肾和骨骼。血清钙离子浓度通过负反馈作用调节甲状旁腺素的分泌,钙离子浓度下降,甲状旁腺素分泌增加。妊娠早期孕妇血中甲状旁腺素水平有所下降。妊娠中期后,随着血容量的增加、肾小球滤过率的升高以及胎儿对钙的转运增多,孕妇血中甲状旁腺素水平自妊娠中晚期开始逐渐升高直至妊娠足月,以满足胎儿对钙的需求和维持孕妇自身钙的稳定。降钙素在妊娠期的变化尚需进一步研究。

四、胰腺

妊娠期间,由于雌激素、孕激素及胎盘生乳素等的作用,胰岛的β细胞增生肥大,功能亢进,胰岛素自妊娠中期开始分泌增加,至分娩前到达高峰。又由于胎儿生长发育所需能量全部依靠母体血中的葡萄糖,加之妊娠期肾小球滤过率增加、肾小管对葡萄糖的重吸收率下降,故孕妇空腹血糖略低于非孕妇女。妊娠期胰腺清除葡萄糖能力下降,孕妇注射胰岛素后降血糖效果降低,不如非孕妇女,所以妊娠期间,糖尿病患者注射胰岛素的量须增加。此外,胰岛功能储备不足的孕妇可有糖耐量不足的表现。妊娠期胰高血糖素的作用尚不完全清楚。

五、肾上腺

肾上腺髓质分泌不受妊娠影响,其所产生的肾上腺素和去甲肾上腺素在妊娠期间均无变化。肾上腺皮质在妊娠期受高雌激素水平的影响,外层球状带、中层束状带及内层网状带的分泌活动均有增强,其所产生的皮质醇、醛固酮及睾酮也相应增多。

1.皮质醇(cortisol) 皮质醇是主要的理糖激素,妊娠期间其分泌量明显增多,约为非妊娠期的3倍,但皮质醇与血浆蛋白的结合力增强,进入血液循环的皮质醇约75%与球蛋白结合,15%与白蛋白结合,有活性的游离皮质醇仅占10%,所以孕妇不会出现肾上腺皮质功能亢进的表现。

2.醛固酮(aldosterone) 醛固酮为理盐激素,妊娠期间分泌量明显增加,约为非妊娠期的4倍,其中有活性的游离醛固酮占30%~40%,使孕妇不至于出现过多的钠水潴留。醛固酮的调节依靠肾素-血管紧张素-醛固酮系统(PAAS),PAAS对正常妊娠期间血压-血容量的稳定起重要的调节作用。

3.睾酮(testosterone) 妊娠期间睾酮的分泌量略有增加,故部分孕妇会出现阴毛、腋毛增多、增粗的表现。

第三节 心血管系统

一、心脏

（一）心脏解剖位置

妊娠期间子宫体积增大使膈肌升高，心脏向前、向上、向外移位，并沿纵轴顺时针方向轻度扭转，向胸前壁靠近，心浊音界扩大，心尖搏动位置左移约 2 cm。心脏位置变化的程度与子宫体积的大小、腹壁肌张力的大小以及胸腹部的结构类型有关。这种由于心脏移位而致的轮廓增大有时很难与真正的心脏肥大相辨别。

妊娠期间心脏解剖位置的改变，使大血管也出现轻度扭转，加之血容量增加及血液黏度下降，心脏常会出现功能性杂音，约半数孕妇可在心尖区闻及Ⅰ～Ⅱ级收缩期柔和的吹风样杂音，部分孕妇可闻及第一心音分裂及第三心音，这些变化可在分娩后逐渐消失。若妊娠期心脏出现舒张期杂音，应为病理性，须查明原因。

心脏容量在妊娠期约有 10% 的增加，心率在静息状态下至妊娠晚期增加 10～15 次/分。妊娠期间心电图一般没有太大的变化，但由于心脏移位，孕妇心电图可出现约 15°的电轴左偏。

（二）心排血量

妊娠期间血流动力学的基本改变是外周血管阻力下降，加上血容量增多及心率的增加，孕妇心排血量于妊娠 10 周左右就开始增加，至妊娠 32～34 周达到高峰，之后由于增大子宫对下腔静脉的压迫，回心血量减少，进而致使心排血量下降，而仰卧位时子宫对下腔静脉压迫作用较大，左侧卧位可减轻子宫对下腔静脉的压迫，故孕妇心排血量受体位影响较大。孕妇左侧卧位时测得的心排血量值平均约为 80 ml/次，较未妊娠时增加约 30%。心排血量增加是妊娠期循环系统最重要的改变。临产后，心排血量也有增加，尤其是第二产程增加更多。胎儿娩出后，子宫血流量迅速下降，其对下腔静脉的压迫作用消失，使回心血量骤增，导致心排血量明显增加。有基础心脏病的孕妇易在妊娠 32～34 周、分娩期和产后 3 日内这三个时期发生心力衰竭，对患者应注意加强心功能的监测。

（三）血压

妊娠对血压影响较小，舒张压由于外周血管阻力下降及血液稀释等原因有轻度下降，收缩压几乎不变化，故脉压略有增加。孕妇体位变化可影响血压，妊娠晚期孕妇仰卧位时子宫压迫下腔静脉，致使回心血量减少、心排血量减少、血压下降，出现仰卧位低血压综合征（supine hypotensive syndrome）。而侧卧位尤其是左侧卧位能减轻子宫对下腔静脉的压迫，改善血液回流及胎盘血供，故在妊娠中晚期孕妇采取左侧卧位休息为佳。

二、血液

(一)血容量

妊娠期间血容量明显增加。血容量的增加是适应子宫、胎盘及各组织器官增加血流量的需求,对于维持胎儿生长发育非常重要。血容量从妊娠早期开始增加,妊娠中期增长最快,至妊娠 32~34 周达到高峰,妊娠晚期增长速度减慢,临产前几周趋于平稳,与非妊娠期相比约增加 40%。血容量增加的个体差异较大,一般与孕妇未妊娠期的身高和体重无关,而与新生儿体重及胎盘重量关系密切,另外也与孕次及胎儿个数有关系。血容量通常平均约增加 1450 ml,其中血浆约增加 1000 ml,红细胞约增加 450 ml,血浆量的增加相较于红细胞量的增加要多,故血液呈现稀释状态,此为生理性血液稀释。

(二)血液成分

1. 红细胞 妊娠期骨髓造血功能增强,网织红细胞计数轻度增加,产生红细胞数量增加,但由于血液稀释,红细胞计数反而下降,由非妊娠期的约 $4.2 \times 10^{12}/L$ 降至约 $3.6 \times 10^{12}/L$,血红蛋白也由非妊娠期的约 130 g/L 降至约 110 g/L,血细胞比容由非妊娠期的 0.38~0.47 降至 0.31~0.34。

2. 白细胞 妊娠期间白细胞计数增加,为 $(5 \sim 12) \times 10^9/L$,最高可达 $15 \times 10^9/L$。分娩期及产褥期白细胞计数继续增加,达到 $(14 \sim 16) \times 10^9/L$,偶尔甚至可以达到 $25 \times 10^9/L$。其中主要为中性粒细胞增多,淋巴细胞无明显增加,单核细胞及嗜酸性粒细胞几乎没有变化。

3. 凝血因子 妊娠期间凝血因子 Ⅱ、Ⅴ、Ⅶ、Ⅷ、Ⅸ、Ⅹ 均有增加,仅有凝血因子 Ⅺ 及 ⅩⅢ 降低,孕妇血液呈现高凝状态,血浆纤维蛋白原由非妊娠期的约 3 g/L 增至约 4.5 g/L,增加 50%。随着妊娠的进展,至妊娠晚期,孕妇凝血酶原时间(prothrombin time,PT)及活化部分凝血活酶时间(activated partial thromboplastin time,APTT)均有轻度缩短,凝血时间无明显变化。而血小板计数稍有下降。孕妇血液的高凝状态有利于分娩后胎盘剥离面血管内快速形成血栓,对于防止产后出血的发生有重要意义。

4. 血浆蛋白 妊娠期间由于血液的生理性稀释,血浆总蛋白水平自妊娠早期即开始下降,至妊娠晚期降至最低,其中主要是白蛋白降低,出现白/球比倒置。

三、血流动力学

妊娠期间心排血量的增加和外周血管阻力的下降导致全身组织器官的血流量增多,妊娠早期以子宫及肾为主,如肾血流量在妊娠早期相较于非妊娠期增加了约 30%,乳房皮肤的血流量也明显增加,同时孕妇静脉血的血氧含量增高,可以满足组织高新陈代谢状态的需要。

第四节　其他系统

一、呼吸系统

（一）解剖学变化

妊娠期间，增大的子宫上推膈肌升高，使胸腔纵径减小，但肋骨向外扩展，肋膈角增大，使胸腔的横径及前后径均增大，从而胸腔周径增加，故胸腔总体积并未减少。妊娠晚期，子宫增大及腹压增加使膈肌活动受限，此时胸廓活动增加，孕妇以胸式呼吸为主，保持稳定的气体交换量。呼吸频率无变化，不超过 20 次/分，但呼吸幅度增大。妊娠期间，上呼吸道受雌激素影响出现黏膜增厚、充血、水肿，局部抵抗力下降，易发生上呼吸道感染。

（二）肺功能变化

1. 潮气量　潮气量从妊娠早期开始增加，一直持续到妊娠晚期，相较于非妊娠期约增加 39%。

2. 每分通气量　由于呼吸频率不变而潮气量增加，故每分通气量相应增加，较非妊娠期高出 40% 左右。通气量的增加使动脉血 PO_2 稍有增加，保证对胎儿及胎盘的血液供应。呼气时可排出更多的 CO_2，PCO_2 有所下降，使胎儿血液中的 CO_2 更易于向母体扩散排出，但动脉血 PCO_2 下降可使孕妇出现气短现象，此为生理性。动脉血 PCO_2 下降不会对体内酸碱平衡造成影响，因肾可以相应增加对 HCO_3^- 的排出，使孕妇动脉血 pH 值保持不变，不致出现呼吸性碱中毒。

3. 残气量　妊娠期间残气量有所下降，约比非妊娠期减少 20%。

4. 肺活量　妊娠期间肺活量基本无变化。

5. 肺泡通气量　由于潮气量增加，肺泡通气量相应增加，相较于非妊娠期约增加 65%。

二、消化系统

（一）口腔及早孕反应

妊娠期间受雌激素影响，牙龈充血、水肿，易出血，尤其是刷牙时（因此建议孕妇要选择软毛牙刷）。少数孕妇牙龈甚至会出现妊娠龈瘤，即血管灶性扩张，此变化在分娩后可消失。唾液腺活动增强，唾液酸度增加，分泌量增多，部分孕妇可出现流涎。

妊娠早期，孕妇可出现食欲缺乏、恶心、呕吐等现象，恶心、呕吐症状通常于清晨起床时最为显著，称为早孕反应（morning sickness）。部分孕妇还可发生嗅觉、味觉的异常及对食物嗜好的改变，如喜食酸味食物或辣味食物，甚至苦味食物或平时不喜的食物，偏食等。上述这些反应的表现形式、程度轻重及持续时间因人而异，但一般无须特殊治疗,自妊娠12周后会逐渐消失,少数孕妇出现呕吐等症状不消失甚至加重的现象,须及时至医院进行处理,避免发生水、电解质及酸碱平衡的紊乱进而影响妊娠的继续。

(二)胃肠道

1.胃 随着妊娠进展,胃受增大的子宫的推挤向左上方移位并向右旋转,呈水平位,加之孕激素使平滑肌肌力下降、肌肉松弛,胃贲门括约肌松弛,故胃内的酸性内容物易反流入食管下段致使胃出现烧灼感。胃肌肉松弛、蠕动减少减弱,孕妇易有上腹部饱胀感。

2.肠 妊娠期间,由于孕激素对平滑肌的影响,肠蠕动减少,粪便在结肠中停留时间延长,水分吸收过多致粪便干结,出现便秘。由于直肠静脉压增高,加之性激素对血管平滑肌的扩张作用,孕妇易发生痔疮或原有痔疮症状加重。妊娠期,增大的子宫可使肠管向外周移位,出现病变时往往有体征的变化,如发生阑尾炎时可表现为右腹中部或上部的疼痛及压痛。

(三)肝和胆囊

1.肝 妊娠期间肝的大小及组织结构无明显改变,血流量也未增多。妊娠晚期肝功能检查,有血浆白蛋白下降,球蛋白稍有增加,白蛋白与球蛋白比值下降,同时有碱性磷酸酶增加,血胆固醇及甘油三酯增高,分娩后即可恢复正常。

2.胆囊 由于孕激素对平滑肌的影响,胆道平滑肌松弛,胆囊收缩减弱,胆囊排空时间延长,胆汁淤积并黏稠,易发生胆囊炎及胆石症。

三、泌尿系统

(一)肾

妊娠期间,肾略有增大,但组织结构无改变。受水、电解质平衡的改变和体液显著增加的影响,肾功能发生较大变化。

1.肾血浆流量(renal plasma flow,RPF) 自妊娠早期,肾血浆流量即开始增加,整个妊娠期一直维持高水平,相较于非妊娠期约增加35%。造成肾血浆流量增加的原因主要是妊娠期一些激素的影响、血容量的增加、生理性血液稀释及肾血管阻力下降等。

2.肾小球滤过率(glomerular filtration rate,GFR) 肾小球滤过率自妊娠早期即开始增加,并一直持续至妊娠足月,与非妊娠期相比约增加了50%。肾小球滤过率的增加主要是由于肾血浆流量的增加。

3.尿酸 妊娠期间尿酸的产生不增加,而由于肾小球滤过率的增加导致尿酸清除率增加,从而使血中尿酸浓度下降。

4.肌酐和尿素氮 妊娠期间肾小球滤过率的增加使肌酐清除率升高,血肌酐下降,血尿素氮也有类似变化。若妊娠期血肌酐及尿素氮达到非妊娠期的正常值,即反映孕妇肾功能降低,须做进一步的肾功能检查。

5.肾小管的重吸收功能 妊娠期间由于肾小球滤过率增加,肾小管的重吸收能力也相应增加,但肾小管对葡萄糖的重吸收能力与非妊娠期近似,并未增加,故约有

15%的孕妇可出现糖尿。此为生理性,但仍须与糖尿病相鉴别。

（二）输尿管

妊娠期间受孕激素使平滑肌肌力下降的影响,输尿管增粗,蠕动减弱,尿流迟滞,自妊娠中期,输尿管及肾盂开始扩张。同时,增大的子宫在骨盆入口处对输尿管产生压迫作用,使尿液积聚增多,可出现肾盂积水。因妊娠子宫右旋,故右侧更明显,孕妇因此易患急性肾盂肾炎。

（三）膀胱

妊娠早期,增大的子宫压迫膀胱,使膀胱容量减小,孕妇可出现尿频症状。进入妊娠中期后,子宫增大长出盆腔进入腹腔,压迫减轻,尿频症状缓解。至妊娠晚期,由于胎先露入盆后产生的挤压作用,膀胱及尿道压力增加,部分孕妇可出现尿频及尿失禁。初产妇由于胎先露入盆影响膀胱底部的血液的流动及淋巴的回流,尤其是在分娩期,此部位易发生水肿及损伤,加之输尿管及肾盂的变化,使泌尿系统发生感染的概率增加。

四、骨骼系统

妊娠期间,受胎盘分泌的松弛素(relaxin)的影响,孕妇的骨关节和韧带松弛,活动性增加,尤其是骨盆及椎骨部位表现明显。骶髂关节及耻骨联合疏松、骶尾关节活动度增加,有利于分娩,但若过度松弛可引起耻骨联合部位出现疼痛,严重时发生耻骨联合分离,孕妇即会出现剧烈疼痛及活动受限,但分娩后可消失。又由于孕妇受增大子宫的影响重心前移,为保持平衡,需腰部前挺、胸肩部向后,可导致背部某些肌群过度负荷,特别是背伸肌,故妊娠晚期孕妇常会出现腰背部及骶部酸痛感。

妊娠期间,孕妇骨质一般无变化,但胎儿生长发育需要大量钙的供应,若妊娠期母体营养不能满足胎儿需要,胎儿就会吸收母体长骨中贮存的钙,孕妇即会发生骨骼酸痛和骨软化现象。在妊娠次数过密、过多,同时未能及时补充钙和维生素 D 的情况下,孕妇可出现骨质疏松。

五、神经系统

妊娠早期,大脑皮质兴奋性升高,至妊娠晚期下降,同时脊髓反射兴奋性升高,可促进分娩发动。孕妇在妊娠期嗜睡,易出现情绪不稳定,嗅觉较非妊娠期灵敏,听觉与记忆力比非妊娠期下降,腱反射略增强。

六、皮肤

妊娠期间促黑素细胞刺激素分泌增多,同时雌激素和孕激素有刺激黑色素细胞的活性的作用,故孕妇乳头、乳晕、腹白线及外阴等部位出现色素沉着,部分孕妇可在面颊部出现呈蝶形分布的棕褐色斑块,可累及眼眶周围、前额、上唇和鼻部,也可呈不规则分布,称为妊娠黄褐斑(chloasma gravidarum),大多数可在分娩后自行消退。

妊娠期间糖皮质激素分泌增多,糖皮质激素可分解弹力纤维蛋白,使之变性,加之增大的子宫使腹部皮肤扩展张力增大,故皮肤的弹力纤维断裂,呈现多量的不规则平行略凹陷的裂纹,妊娠期为淡红色或紫红色,分娩后退变为银白色,称为妊娠纹(striae gravidarum)。

妊娠期受睾酮和糖皮质激素的影响,少数孕妇出现阴毛、腋毛增多增粗的现象,另有少量孕妇出现轻度脱发,原因不明,但可自行恢复,无须特殊治疗。妊娠期由于自主神经系统功能改变,引起血管舒缩功能不稳定,孕妇可出现多汗、自汗甚至盗汗现象。

七、其他

(一)体重

妊娠期孕妇体重平均约增加 12.5 kg,其中胎儿、胎盘及羊水约为 5 kg,子宫及乳房增加约为 1.5 kg,血容量及组织液增加约为 3 kg,孕妇自身脂肪贮存约 3 kg。妊娠早期,孕妇体重增加不明显,甚至由于早孕反应而略有下降。自妊娠中期开始,孕妇体重增加,平均每周约增 350 g,直至妊娠足月。若每周体重增加超过 500 g,则应注意有无隐性水肿。母亲妊娠前的体重及妊娠期增加的体重与胎儿出生体重密切相关,为避免胎儿体重过大,妊娠前体重过大的孕妇要注意控制妊娠期体重的增加。

(二)新陈代谢

1. 基础代谢率 妊娠早期基础代谢率稍有下降,自妊娠中期逐渐增加,至妊娠晚期增加 15% ~ 20%,需要的总能量约增加 33472 kJ(80 000 kcal),或每日增加约 1255.2 kJ(300 kcal)。

2. 碳水化合物代谢 受妊娠期各种激素的作用,胰腺分泌胰岛素增多,血胰岛素水平升高,使孕妇空腹血糖略低于非妊娠期,餐后高血糖及高胰岛素血症,这有利于加强对胎儿葡萄糖的供应。妊娠期间糖代谢的变化可致妊娠期糖尿病发生。另外,妊娠期注射胰岛素的降血糖效果不如非妊娠期,故糖尿病患者在妊娠期间对胰岛素的需要量增加。

3. 蛋白质代谢 妊娠期处于正氮平衡状态,孕妇对蛋白质的需要量显著增加,尤其是妊娠中晚期,以满足胎儿生长发育、孕妇子宫和乳房增大及血容量增加的需要,同时储备分娩期需消耗的蛋白质。妊娠期由于血浆白蛋白减少,血浆胶体渗透压下降,孕妇易出现水肿,故孕妇要增加蛋白质的摄入。

4. 脂肪代谢 妊娠期母体脂肪贮存增多,同时肠道对脂肪的吸收力增强,故孕妇的血脂水平明显增高,这种生理性血脂升高为孕妇妊娠期、分娩期及哺乳期的能量消耗做好了准备。若有能量消耗过多的情况出现,大量动员体内脂肪,可有血酮体增多,易发生酮血症。

5. 矿物质代谢

(1)钙 妊娠期间,维持胎儿生长发育需要大量的钙,足月胎儿骨骼储钙约 30 g,其中大多数于妊娠晚期由母体供应,这是早产儿常有缺钙的原因。因此孕妇于妊娠中晚期应注意加强对钙的摄入,而每天的一般饮食是无法满足这种需求的,故孕妇需额外补充钙。

(2)铁 妊娠期对铁的需求增加,共需铁约 1000 mg,尤其是妊娠晚期铁的需要量明显增加,平均需 6~7 mg/d,只靠体内贮存的铁及饮食摄入的铁不能充分供应,孕妇需在妊娠中晚期及时补充外源性铁剂,以满足胎儿生长发育及孕妇的需要,避免发生缺铁性贫血。

(3)其他 妊娠期血清镁浓度稍有下降,血清磷无明显变化,总钾、钠贮存增加,但由于血容量增加,血清钾、钠的浓度与非妊娠期相比无明显改变。

(河南大学护理学院　桂　影)

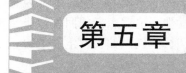

第五章

孕产妇的心理变化

从孕卵植入宫腔到娩出胎儿,在近300天的妊娠期内,女性的生理和心理功能都发生了巨大的变化。在这个复杂的生理过程中,生物因素、经济状况、社会关系、传统观念、社会文化等错综复杂的因素无一不在影响着孕妇的身心健康,可以说,几乎没有一位女性可以平静如常地度过这个阶段而不发生状态各异、程度不一的心理改变。因此,如何运用心理学知识和技巧做好心理护理,使孕产妇保持较健康的心态顺利度过妊娠期和产褥期,真正做到优生优育,是临床护理工作人员的重要任务之一。

第一节 孕妇的心理改变

妊娠期妇女由于体内激素水平的变化,易引起不愉快的心境并在此基础上产生相关症状和各种心理问题,据统计,孕产期出现的心理障碍17%发生于妊娠期。

一、妊娠早期妇女的临床心理表现

在确认怀孕后,妇女通常首先表现为"非同寻常的欢悦",亦称"超价的情绪",有即将为人母的欣喜感和自豪感,对自我的关注度明显增高,并有向周围人宣告的冲动;待平静之后,又会陷入"预期性茫然或担忧"状态。在妊娠早期,孕妇的情绪不太稳定,表现为易受暗示、敏感和脆弱,常落泪哭泣,好发脾气,依赖性明显增高,希望得到周围人的关心和体谅。

1.恐惧 相关资料表明,约有23%的孕妇对生孩子有不同程度的恐惧心理。有生育史的妇女想到即将要面临的问题会产生心理压力,而初次妊娠的妇女,部分会出现恐惧心理,原因包括对分娩的恐惧和担心,害怕不能适应社会角色的转变,以及对于如何孕育腹中胎儿的担忧等。

2.焦虑 焦虑是一种担心可能发生威胁自身安全或其他不良后果的心境,具有盲目性和预期性,常伴有躯体性症状,如出汗、气促、脉速等。在确认怀孕后1周左右,孕妇易出现焦虑,主要表现为:在缺乏充分根据的前提下,对本人及胎儿健康状况感到紧张;担心不能应付将要面临的复杂情况或懊悔过早怀孕;在寻求到能使自己确认安全放心的保证或许诺后,又开始思虑其他问题等。孕妇的焦虑往往是紧张和情绪脆弱导致的,因此程度通常较轻,不伴有躯体性症状,持续时间亦短,在安抚和宽慰后一般都可以自行缓解。

3.强迫　强迫症状包含情绪、行为和思维三个部分,是一种虽然源自内心但又是非自愿产生的,反复持续出现的冲动性体验,明知是不合理的,却难以克制,表现为有意识的强迫与反强迫并存,因此感到非常苦恼。曾有对女性强迫症患者的回顾性研究发现,30%的强迫性体验发生于妊娠期,并多为首次妊娠时,但妊娠妇女发生强迫的症状往往比较轻,且典型的强迫症状相对少见。

4.行为改变　在妊娠初期孕妇常有嗜睡、易困等现象,主要原因为睡眠的第3～4期相对加长而表现出睡眠时间的延长。此外,据统计,约有50%的孕妇在妊娠早期会出现恶心、呕吐,并有30%左右会出现异食现象。近代行为医学的观点认为,妊娠孕吐与异食是行为性改变或特殊的心理反应结果,即应激、个性反应或自我暗示的作用。有研究发现,个性敏感、易激动、易受暗示,平时与母亲关系紧张的孕妇发生孕吐反应相对程度更剧、时间更长。

二、妊娠中期妇女的临床心理表现

在这个时期,孕妇在生理和心理上都已经对妊娠产生了适应,情绪相对较为稳定,但感知觉、记忆力及反应力都有所下降。有观点认为这是本能性自我防御的结果,可以使孕妇免遭内外不良环境刺激的影响。

1.抑郁　抑郁是一种典型的负性情绪反应,包含有思绪、表情、机体反应或动作的组合,其核心特征是自尊与自信的降低,易哭泣,感到无助绝望,兴趣降低或消失,动作迟缓或减少,寡言少语等,有时易有情绪、行为表现完全相反的激越性抑郁表现。孕妇的抑郁真正属于病理性的比较少见,一般来说程度较轻,但持续时间较长。主要是由于怀孕之后体态或体重的改变使以往对自己体形非常重视的女性感到挫折和受限,在孕吐期间,家人的过分期待或关心不足会使孕妇的抑郁加重。表现为对自身及今后状况的过分忧虑与信心不足,有失落感,对怀孕缺乏充足的心理准备而自责,常常感到伤悲等。抑郁的孕妇也有可能出现激越性情绪反应,但很少发生伤及自己及胎儿的行为,有个性倾向或家族史的女性,在妊娠期间往往更容易出现抑郁症状。

2.强迫　孕妇在出现强迫性情绪时可伴有焦虑性或抑郁性体验,明知没有必要却不能控制,感到莫名的烦恼或恐惧。常表现为担忧胎儿是否畸形而反复思虑;害怕被感染影响胎儿而过分讲究卫生,反复洗刷;做事犹豫不决,处处谨小慎微,提防可能会出现的伤害;总是担心会因为胎儿性别产后遭到区别对待而心情低落等。这些强迫症状到妊娠进入临产期,孕妇精力专注在准备临产时会自行缓解。

3.行为改变　在进入妊娠中期后,有5%～20%的孕妇会有失眠或眠轻梦醒、多梦的现象,同时孕妇可出现动作小心谨慎或迟缓,回避性或警觉性增强,性欲减少或下降,既往兴趣降低或转化,对嘈杂的人群或声音、光亮相对敏感等现象。主要是由于孕妇的心理防御机制导致机体出现本能性自我保护,也与性激素水平的改变有关。

三、妊娠晚期妇女的临床心理表现

到了妊娠晚期,胎儿发育迅速,孕妇体形、体重发生的改变以及生理功能处于巅峰状态的过度负荷使机体产生应激,从而导致一系列的心身反应。相关研究(MMPI 结合焦虑量表)表明,在妊娠第 30~36 周,女性的情绪变化幅度最大,表现为过度焦虑、心悸和情绪不稳等。

1. 恐惧　随着分娩期的临近,孕妇会逐渐将精力集中在分娩上而较少再考虑胎儿的性别问题,平时的耳濡目染、下意识对相关资料的收集以及对自身耐受力的不确定,使得孕妇认为分娩是非常痛苦的过程,无形中对产痛产生恐惧,对分娩的顾虑增加,对手术的安全产生怀疑与担心。

2. 焦虑　在妊娠最后 1 个月到临产前,大部分孕妇会呈现不同程度的焦虑。表现为主观感觉异常的体验明显增多,对胎儿表现出过多的关注,经常性地去感受胎动,对细小的变化表现出过多的担心或焦躁不宁。

3. 行为改变　在妊娠末期,孕妇深度睡眠的时间相对缩短,浅睡眠期相对延长,夜间觉醒多次,多梦、易醒。孕妇出现的睡眠障碍除了与体内中枢神经系统及神经内分泌水平的变化有关之外,与孕妇的恐惧、焦虑情绪也有着密切的关系。此外,还有些女性会出现依赖性增强,被动性加重,希望家人过多地陪伴与关心,甚至神经质倾向的妇女会出现行为障碍。

另外,在社会关系方面,女性从怀孕到分娩整个期间,与他人的关系尤其是与丈夫的关系也在发生着微妙的改变,夫妻间的相互需求出现了新的变化。妻子会更加依赖丈夫的关心与照顾,希望对方能够经常陪伴自己以缓解内心的不安。孕妇过度敏感和脆弱导致的挑剔和迁怒,使丈夫往往手足无措,而孕妇对腹中胎儿的过分关心又会使丈夫感觉受到了忽视。同时,家人过度的关心和照顾也会增加孕妇的依赖性,使得孕妇自我意识相对增强,对丈夫和其他人的体贴减少,最终导致家庭关系的不和谐。因此,了解和掌握这一变化,将有助于做好孕妇妊娠期间的心理护理。

四、未婚先孕者的临床心理表现

由于未婚先孕有悖于我国传统文化,因此未婚先孕的女性一般在社会关系上难以得到家庭和社会的支持,发现怀孕后会感到后悔,易产生自卑与紧张、焦虑的心理,并伴随有羞耻感。在人工流产手术中,常表现出极强烈的克制,易受社会性因素的刺激而产生心理症状或心理障碍。

第二节　产妇的心理改变

分娩对于母子都是重大的心身应激,随着婴儿呱呱坠地、胎盘的娩出,产妇亢进的神经内分泌逐渐趋于正常,心理社会角色也发生了改变,因此产褥期也是产妇的心理转变时期。在这一时期,生物、心理、社会等综合因素使得产妇易感性增强,心身障碍发生的概率也大大提高。

一、分娩期妇女的临床心理表现

自然分娩的女性以恐惧-紧张-疼痛症候群多见,初产妇尤其如此。产妇分娩时有焦虑或抑郁的表现,其产科并发症发病率较高。对分娩的恐惧使得产妇产生一系列的负性情绪体验,从而导致机体平滑肌紧张,痛阈下降,对疼痛的敏感性增加,加重恐惧紧张感,形成恶性循环。

二、产褥期妇女的临床心理表现

由于受到各方面因素的影响,产妇在产褥期会随之产生相应的心理变化,如果没有引起足够的重视或处理不善,会导致一系列的问题,严重者会产生精神障碍。

1. 焦虑 产后身体的过度疲劳和虚弱,对新生儿性别的过分期盼,与家人关系的紧张,对事业前途的担忧,经济压力带来的影响等,都易诱发产妇的焦虑。表现为身体疲累,精神紧张,呼吸心跳加快,泌乳减少,厌食、失眠、消瘦,对自身及婴儿健康过度担忧,对细节过分敏感,自暴自弃,沮丧,失去生活自理及照料婴儿的能力,对人充满敌意等。

2. 精神障碍 相关资料表明,产褥期精神障碍的发生率非常高,占产妇的1%～4%,因产褥期精神障碍转入精神病院者占女性患者的1%～6%,占精神科门诊女患者的2%～3%。产后1～2个月期间精神障碍的发生率最高,为妊娠期的4倍以上。此外,产褥期的精神障碍复发率也很高,文献累计的复发率为35%。有研究认为,其原因主要与产褥期的应激增加有关。产褥期的应激主要包括:

（1）生理应激 内分泌发生变化,黄体激素、雌激素等急剧减少,催乳素大量分泌;遗传因素、既往的精神病史等。

（2）社会应激 社会角色的转换,多重社会角色的承担,育儿引起的疲劳、失眠等。

3. 抑郁 产后抑郁是产褥期精神综合征中最常见的一种类型。有关资料表明,产褥期抑郁的发生率,国内为10%～18%,国外则达30%以上,多于产后2周发病,4～6周症状明显。有研究表明,妊娠期曾有抑郁的女性,产后沮丧或产后抑郁发生的危险性更高。有抑郁人格特质的产妇会表现出脆弱性增加,易感性外显,精神不安,情绪低落、紧张,心情沮丧,易激惹,疑虑,恐惧,失去生活自理及照料婴儿的能力,有时还会出现嗜睡、思维障碍、迫害妄想,甚至伤婴、杀婴或自残、自杀行为。

第三节　孕产妇心理状态的评估

心理评估(psychological assessment)是按照心理学的原则和方法,对人的心理特质(认知、情绪、行为方式、个性、能力等)、心理状态和水平做出评价和估量,确定其正常或异常的原因、性质和程度,从而为临床心理诊断提供依据的一种方法。它是开展心理护理与心理治疗的前提和基础,目前已广泛用于临床患者的心理护理工作和研究领域。心理测查量表是临床心理评估中使用较为广泛的一种心理测验工具,根据量表提供的信息,可以帮助护理人员了解孕产妇的心理状态、特点及症状的程度,以便有针对性地制订心理护理措施。

一、精神症状评定量表

(一)90项症状清单

由 Derogatis 于 1973 年编制。90 项症状清单(symtom check list 90,SCL-90)有 90 项题目,涉及感觉、知觉、情绪、情感、思维、行为、人际关系等范畴,涵盖 10 个方面的内容:躯体化、强迫症状、人际关系敏感、抑郁、焦虑、敌对、恐怖、偏执、精神病性和一个附加项,各项均以"没有、很轻、中等、偏重、严重"5 个等级评分,受试者根据自己的情况对各题加以选择。最终的结果反映了患者心理问题的范围、表现及严重程度:总分和均分表现出患者自我感觉的范围和程度。阳性项目数表现出阳性体验的具体状况,阳性项目均分提示患者相应项目的不良程度。也可根据 9 个因子分对患者的心理状态直接绘图,以图表形式进行直观分析和了解。

SCL-90 的具体评分标准如下。

总分:将所有项目评分相加,即为总分。

阳性项目数:大于或等于 2(或 1)的项目数。

因子分:将各因子的项目评分相加得到粗分,然后再除以因子项目数,即为因子分。

10 个因子的项目数及含义:

躯体化:共 12 项,主要反映主观的身体不适感。

强迫:共 10 项,主要反映强迫症状群。

人际敏感:共 9 项,主要反映主体的不自在感和自卑感,尤其是在与他人相比较时更加突出。

抑郁:共 13 项,主要反映与临床上抑郁症状群相联系的广泛概念。

焦虑:共 10 项,主要反映与临床上焦虑群相联系的广泛概念。

敌对:共 6 项,主要反映敌对表现。

恐怖:共 7 项,与传统恐怖状态或广场恐怖所反映的内容基本一致。

偏执:共 6 项,主要反映猜疑和关系妄想。

精神病性:共 10 项,主要反映幻听、思维播散、被洞悉感等精神分裂症状。

附加项:共 7 项,主要反映睡眠和饮食的情况。

(二)抑郁自评量表

抑郁自评量表(self-rating depression scale,SDS)由 W. K. Zung 于 1965 年编制,由 20 个项目组成。由于使用简便,能够直观地反映患者抑郁的主观感受而广泛地应用于门诊患者的粗筛、情绪状态的评定及科学研究等。该量表分 4 级评分:很少有该项症状、有时有该项症状、大部分时间有该项症状、绝大部分时间有该项症状,按照 1 ~ 4 计分。有反向计分项目,受试者按照量表说明自我评定。

需要注意的是:评定的时间范围为受试者过去 1 周的情况;评定时需逐题回答,不可多选或漏选。评定最终总分为所有项目分相加之和,总分超过 41 分可考虑筛查阳性,须进一步做相关检查。总分越高,抑郁程度越重。

(三)焦虑自评量表

焦虑自评量表(self-rating anxiety scale,SAS)由 W. K. Zung 于 1971 年编制,由 20 个项目组成。用来反映受试者有无焦虑及其轻重程度,目前已广泛用于临床和科学研究中对于焦虑症状的评估,但不能用于疾病的诊断。该量表每项问题后有 4 级评分:很少有该项症状、有时有该项症状、大部分时间有该项症状、绝大部分时间有该项症状,按照 1~4 计分。有反向计分项目,受试者按照量表说明进行自我评定,依次逐个回答项目。

最终结果为所有项目相加之和,总分超过 40 分可考虑有焦虑存在,需要进一步做相关检查。总分越高,焦虑程度越重。

(四)生活事件量表

杨德森、张亚林编制的生活事件量表(life event scale,LES)由 48 条我国较常见的生活事件组成,包括家庭生活事件(28 条)、工作学习事件(13 条)、社交及其他事件(7 条),另外还有 2 条空白项目,由受试者填写已经历过但项目中未涉及的事件。统计指标为生活事件刺激量,生活事件刺激量越高,反映个体承受的精神压力越大,负性事件刺激量分值与对心身健康的影响成正比,正性事件的意义有待进一步的研究。

(五)护士用住院患者观察量表

护士用住院患者观察量表(nurses' observation scale for inpatient evaluation,NOISE)由 Honigteld G 等于 1965 年编制,侧重于对患者行为障碍的纵向观察评定,分为 30 项和 80 项两种版本,本书只介绍 30 项版本。该版本适用于住院的成年精神病患者,尤其是慢性精神病患者。该量表项目为 0~4 的 5 级评分:无、有时是或有时有、较常有、经常有、几乎总是如此。结果通过对因子分、总积极因素分、总消极因素分和总分的分析进行解释。

在评定时须注意:该量表是由评定者按照分级标准根据对患者的观察和交谈情况,以及对患者是否存在量表所列情况及存在频度进行评分;评定的时间范围为最近 3 天,评定时间为治疗前及治疗后第 3 周和第 6 周各 1 次;每名患者由两名评定者(护士)评分,计分为两名评定者因子分相加之和。

二、人格测验

人格测验(personality test)又称为个性测验,是心理测验中数量最多、使用最广的测验,在临床护理工作中常为护理诊断、心理护理和护理研究提供非常有价值的参考资料。常用的方法主要分为客观测验和主观测验。

(一)客观测验

客观测验也叫作自陈量表(self-report inventory),分为多维度或分量表,由涉及个人心理特征的问题组成,用于反映不同的人格特征。测试时,受试者根据自己的情况对问题进行自我评定。临床上常用的人格自陈量表有明尼苏达多项人格调查表、艾森克人格问卷、卡特尔 16 项人格因素问卷等。

1. 明尼苏达多项人格调查表(Minnesota multiphasic personality inventory，MMPI)
由美国明尼苏达大学心理学家哈瑟韦(S. R. Hathaway)和心理治疗专家麦金力(J. C.
Mchinley)于 1940 年编制,在人格鉴定、心理疾病的诊断和治疗以及心理学研究中得
到了广泛的应用,目前已被翻译成 100 多种版本。我国的宋维真等人于 1980 年开始
MMPI 的修订工作,1984 年完成修订并建立了中国常模,1989 年修订完成了 MMPI-2。
MMPI 适用于年满 16 周岁,具有小学以上文化水平,且没有影响测试结果的生理缺陷
的人群。MMPI-2 增加了青少年常模,可用于 13 岁以上的青少年,并在言语和内容上
都有了更新。MMPI 共有 566 个自陈式题目,常用 4 个效度量表和 10 个临床量表,除
了与临床有关的问题以外,还有对包括身体方面的情况、精神状态、家庭、婚姻、宗教、
政治、法律、社会等方面的态度和看法,受试者根据自身经历和实际情况对每个问题做
出"是"或"否"的回答,如果不确定就不作答。各量表结果采用 T 分来解释,一般某量
表 T 分高于 70 则认为存在相应的精神病理症状。

2. 艾森克人格问卷(EPQ)　是由英国伦敦大学艾森克夫妇编制的。他们通过研
究分析认为人格结构可分为三个维度:内外倾(extraversion，E)、神经质(neuroticism，
N)和精神质(psychoticism，P)。个体在这三个方面的不同倾向和不同表现程度构成
了不同的人格特质。含有 4 个分量表的问卷于 1975 年编制,有成人问卷和青少年问
卷两种,成人问卷适用于 16 岁以上的成人。1983 年,我国学者龚耀先修订了成人版
(16 岁以上成人)和儿童版(7~15 岁儿童),均为 88 个项目。

EPQ 由 3 个维度和 1 个效度量表组成。

E 维度(内外倾):该维度的两端是内向和外向,E 分高的人具有典型的外向特征,
喜爱社交与冒险,乐观,易冲动,回答问题迅速;E 分低的人具有典型的内向特质,话少
喜静,深沉常内省,不喜社交,喜欢一个人独处、阅读和思考,做事计划性强,喜好有秩
序的生活,情绪比较稳定。

P 维度(精神质):精神质维度是单项维度,分数高提示该受试者可能表现为孤独,
不关心人,敌意,缺乏同情心,喜欢寻衅滋事且对人不友好。

N 维度(神经质):该维度两端分别为情绪稳定和情绪不稳定。N 分高说明情绪
不稳,表现为焦虑,对各种刺激反应过分;N 分低表现为情绪反应缓慢,强度弱。

L 量表(掩饰):L 分高,说明受试者测试时有掩饰的行为,该量表结果不能反映该
受试者的真实情况。

EPQ 可用于个人测验,也可用于团体测验,但因其项目少,所以反映的人格特征
类型有限。

3. 卡特尔 16 项人格因素问卷(16 personality factor questionnair，16PF)　卡特尔根
据人格特质论用因素分析的方法分析出人格的 16 个根源特质,并据此编制了卡特尔
16 项人格因素问卷。该问卷主要用于确定和测量正常人的基本人格特征,结果采用
标准分(Z 分),通常认为<4 分(1~3 分)为低分,>7 分(8~10 分)为高分,高低分均
有相应的人格特征说明。该问卷可用于个人及团体施测,对心理咨询、心理护理及相
关研究均有一定的参考价值。

（二）主观测验

主观测验又称为投射测验,是人格评估的一种方法,在临床心理评估中应用广泛。目前国内常用的投射测验有罗夏墨迹测验、主题统觉测验等,通过受试者对材料自由表现出的反应来推断他的人格结构及评估心理问题等。

1.罗夏墨迹测验(Rorschach test,RT)　由瑞士精神病学家赫尔曼·罗夏于1921年发表在其《心理诊断学》一书中,现被广泛使用,已成为投射测验的典型代表。1990年我国学者龚耀先完成了该测验的修订,现已有我国正常人的常模。该测验的材料以偶然形成的墨迹模型为刺激图版,由10张纯灰黑和浓淡不均的彩色墨迹图组成。测试时,每次呈现一张给受试者,让其自由地看,并说出联想到的东西,然后将其反应结果记录下来进行编码,进行结果分析和评分。在测试中,受试者将看到墨迹时产生的知觉体验和联想表达出来,从而可以无意识地将真实的自己,甚至连自己都不知道的心理问题暴露出来。该测验已被公认为最具典型特征的投射测验,在临床评估中应用非常广泛,在诊断与了解正常、异常人格方面具有十分重要的价值,对于认知、情绪、智力和个性的评估以及心理动力学的研究都有指导意义,但是由于其计分和解释方法复杂,所基于的精神分析动力学理论自身的局限导致其施测经验成分多,对主试的技术和经验都有很高的要求,因此主试需要长时期受训和具有经验才能正确地掌握和解释,且不易做广泛的、大规模的测验。

2.主题统觉测验(thematic apperception test,TAT)　是美国心理学家亨利·默瑞于1935年创立的,可用于成人和儿童(以14岁为界)。该测验由30张黑白图片和1张空白卡片组成,图片内容多为一个人或多个人物处在模糊的背景中,测试时要求受试者根据呈现的图片讲故事,包括图片中的人物在干什么、想什么,故事的开头和结尾等。通过受试者对图片的描述,主试评价故事的结构和内容,评价受试者描述的个体行为,以此分析和了解被试关心的问题、人格特点和潜藏的心理问题等。

第四节　孕产妇的心理护理

由于孕产妇在妊娠和分娩、产褥期间易出现各种各样的心理问题,因此,作为护理人员在进行心理护理时应做到以下几个方面。

一、孕产妇的心理评估

主要评估内容有:孕产妇的心理健康水平,包括孕产妇目前的心理状态,既往的心理问题及程度,家族成员的心理、精神疾病史,孕产妇的个性心理特征,孕产妇对于孕产的认知、情绪和行为表现等;孕产妇的社会支持水平,包括孕产妇的社会关系状况及亲密程度,是否学会正确利用家庭及社会资源,社会关系对待孕产的认知和态度,孕产妇在孕产期具体的人际交往和亲社会行为等。

二、孕产妇的心理健康教育

护理人员要根据孕产妇的文化程度、社会文化背景、心理健康水平、孕产的不同时期、个体的信息需求情况,选择适当的内容、方式进行有效的心理健康教育。

在孕检时,护理人员应主动向孕妇提供孕期咨询服务,普及分娩的有关知识,指导产妇做好分娩的心理准备,教授分娩放松的技巧,评估并改变孕妇的错误认知,帮助处理和解决孕期的各种不良情绪和困扰,使孕产妇能够以最佳的心理状态迎接分娩,顺利步入产褥期。

对于产褥期的女性,护理人员要给产妇灌输正确的婴儿喂养观念,使产妇逐步掌握婴儿的护理方法,促使其全面胜任母亲角色。

社区护理人员也应该加大宣传教育力度,宣传优生优育,普及孕产知识,使备孕的女性及孕产妇能学会并做到自我保健及监测,纠正已有的错误观念,缓解由知识缺乏带来的紧张、焦虑及恐惧。

三、妊娠期妇女的心理护理措施

针对不同妊娠期的女性,护理人员还应该有针对性地采取护理措施。

1. 提供心理支持,接纳共情　护理人员对于孕期妇女出现的各种心理问题不能漠视不管或嗤之以鼻,更不能冷嘲热讽,而应主动安慰和关心,以接纳和共情的态度鼓励孕妇说出内心的感受和想法;对于负性情绪明显,出现心理问题的孕妇,护理人员可以通过交流、施测评估等方式了解其心理问题的程度,以便及早采取干预措施,解决其心理问题,保证其能以最佳的心理状态顺利分娩。

2. 采取有效措施,促进心理健康水平的提高　对于出现一般心理问题、严重心理问题的孕妇,一方面可以指导其通过听音乐、阅读、适量的运动、心理暗示等方式缓解躯体不适造成的心情烦躁,另一方面护士通过心理咨询和疏导有针对性地解决其心理问题;对于出现神经症甚至是精神障碍的孕妇,必要时应配合精神科医生实施正确的心理治疗。

3. 充分调动社会支持系统,创造和谐孕育环境　鼓励孕妇多与家人朋友沟通,获得社会支持系统尤其是配偶的关爱与配合,满足孕妇的依赖感和安全感。

四、分娩妇女的心理护理措施

产妇在分娩过程中,医务人员的态度和言行举止往往是造成其心理压力的原因之一。因此,护理人员应该用和善的目光、亲切的语言、温暖的微笑向产妇传递信心与关怀,并及时告知其产程及正确运用产力的方法,使产妇能够尽量以放松的心情、镇定的情绪对待分娩。此外,有条件时,可以使产妇丈夫参与整个分娩过程,在分娩过程中给予产妇积极的支持,从而降低产妇的孤独感和恐惧感。

五、产褥期妇女的心理护理措施

给产妇提供心理支持和疏导,鼓励产妇及时宣泄和表达不良情绪,缓解其心理压力。对于出现心理障碍的产妇进行心理评估和相应的心理指导,必要时配合精神科医生给予心理治疗。鼓励产妇的家庭成员尤其是丈夫多关心、体贴产妇,共同承担育儿任务,减轻产妇因身体疲劳造成的心理压力和困扰,充分利用社会支持系统为产妇营造温馨和谐的氛围。

（徐州医科大学护理学院　黄洋子）

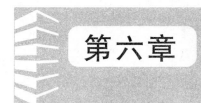

优 生

提高人口素质、实行优生优育是我国的一项重要国策,优生优育是计划生育具体内涵的延伸,是新的历史条件下对计划生育的具体化体现。我国是人口大国,巨大的人口压力会制约社会的发展,所以做好优生优育既是提高人口素质的重要手段,也是制约人口发展的重要手段,对未来社会整个民族的发展有重要的作用。因此,要坚持做好优生优育,为子孙后代的良性发展创造有利条件。

第一节 遗传与优生

一、遗传病的概念及特征

遗传病是指个体的生殖细胞或受精卵的遗传物质(染色体或基因)发生突变或畸变所导致的疾病。通常有以下特征。

1.遗传性 遗传病不同于传染病的水平传递,而是由上代传给下代,世代中可按遗传规律传递与发病,具有垂直传递的特点。遗传病患者在婚后生育子女,可将致病基因传给后代。根据致病的基因是显性还是隐性的、是在常染色体上还是在性染色体上,疾病的遗传方式有所不同。如白化病可以是代代相传或隔几代才发病;多发性、家族性直肠息肉症及遗传性舞蹈病是男、女都可以发病的;血友病、红绿色盲则是伴性遗传,当女性为遗传基因携带者时,后代如果是男性则50%发病,后代如果是女性则不发病,且50%为携带者。但不是每个遗传病的家族中都可观察到这一现象,因为有的患者是首次突变发生的病例,是家族中的首例;有些遗传病特别是染色体异常的患者,由于活不到生育年龄或不育,以致观察不到垂直传递的现象。

2.家族性 遗传病一般在家族中的发病率比群体中的平均发病率要高,同胞中可有数个患者,而且在患者家族中,亲缘关系越近发病率越高;同卵双生比异卵双生同时患有同一种遗传病的概率要大。

3.终身性 遗传病大多数难以治愈,只能通过积极防治来改善病情或病程,如先天愚型、白化病等。根本病因在于遗传物质的缺陷,而至今尚无纠正有缺陷的致病基因或染色体的有效办法。

4.先天性　由于发病的原因是染色体异常或基因突变,造成胚胎时期或胎儿发育早期即已形成这种疾病,所以婴儿在出生时已患病。当然,也有的遗传病在出生后并未立即发病,而随着年龄的增长逐渐发病,如甲型血友病在儿童早期发病;Huntington舞蹈病,多数个体到30～40岁发病;多囊肾和脊髓小脑共济失调症一般在中年后发病。但这些遗传病的病源都是先天性的。

二、遗传与优生

在计划生育时为了考虑遗传因素对子代的影响,应该从优恋、优婚开始。优恋指的是谈婚论嫁之前,要注意了解对方及其家庭成员身体健康方面的信息,是否有严重的疾病或家族遗传疾病。优婚是指在完全知情的情况下结婚,要依赖于婚前的体检,如果对方有生理方面的疾病,可以在体检中提前获知。

(一)正确择偶

人们以缔结婚姻、组织家庭为目的的两性相互选择称为择偶。择偶既要考虑有情爱和性爱的基础,也要考虑遗传和健康因素。因为下一代的素质如何,受夫妻双方遗传因子、健康等因素的影响。按优生学原则择偶是十分重要的标准之一,具体内容一般包括以下三项。

1.近亲不宜结婚　我国婚姻法已规定,直系血亲和三代以内的旁系血亲禁止结婚。避免近亲结婚是一项重要的优生措施。直系血亲指的是父母与子女、祖父母与孙子女、外祖父母与外孙子女等;旁系血亲指的是堂兄弟姐妹、表兄弟姐妹、舅、姨、姑、叔、伯等亲缘关系,或者说,凡三代以内有共同祖先的即是三代以内的旁系血亲。

2.身体健康　夫妻双方身体健康是优生的根本条件,身体健康与否将直接影响到婚后的夫妻生活、生育等一系列问题,所以要特别慎重,尤其要了解对方有无不能结婚和生育的疾病。

3.同病相怜莫相恋　患有同一遗传病的青年男女若是相恋、结婚,其后代患病的概率大大增加。如患先天性软骨发育不全的男女结合,其后代的发病率为75%。

(二)适龄婚育

我国婚姻法规定,结婚年龄男不得早于22周岁,女不得早于20周岁。这是法定最低年龄,但不是最佳年龄。从医学和社会观点来看:结婚女性最佳年龄为23～25岁,男性为25～27岁,此时青年男女的生理才真正发育成熟。结婚,意味着会生儿育女,繁衍后代,一般来说,约80%的新婚夫妇,是在婚后1年内怀孕的。而最佳生育年龄是24～29岁,理想的生育年龄还要从有益于母儿健康、优生、计划生育、家庭生活及工作和学习等多方面考虑。因此,青年夫妇在结婚1～2年后再生育,对个人和家庭来说,婚后有个缓冲时间,有利于夫妇双方的健康、学习和工作。另外,在经济和精力上也不至于过分紧张;从生理上,我国女性身体各系统的器官于23～25岁才完全发育成熟,此时,生殖力旺盛,精子和卵子的质量较高。女性过早生育(小于20岁),孕产妇的难产、早产、低体重儿发生率高;过晚生育(大于35岁),胎儿畸形率、分娩并发症和婴儿死亡率均有所增加。同样,男性生育年龄过大,精子的数量和质量都会下降,基因突变率也增高。

（三）婚前保健

婚前保健的目的是保证健康的婚配,避免在医学上认为不适当的结婚和生育,以利婚配双方和后代的健康,防止一些疾病的传播,特别是遗传性疾病的延续,提高我国出生人口素质。为此,婚前保健不但与个人有关,而且还将影响整个民族的人口素质和社会的发展。《中华人民共和国母婴保健法》规定:医疗保健机构应当为公民提供婚前保健服务。婚前保健服务包括3个方面:婚前卫生指导、婚前卫生咨询及婚前医学检查。

1. 婚前卫生指导　关于性卫生知识、生育知识和遗传病知识的教育。通过讲课、放录像、录音或投影等多种形式对准备结婚的男女进行性道德、性生理、性心理、性卫生、计划生育、生殖健康、生殖保健等教育,以帮助准备结婚的男女提高性健康知识水平,从而增强自我保健的意识和能力。

2. 婚前卫生咨询　对有关婚配、生育保健等问题提供医学意见。

3. 婚前医学检查　婚前检查和咨询在一些发达国家已经成为一条法律规定,双方结婚前要交换健康诊断书。在我国,也曾有过规定,但于2003年10月1日开始正式实施的《婚姻登记管理条例》取消了强制婚检,改为自愿。

（1）婚前医学检查的目的　①有利于未婚夫妇双方的健康;②有利于未来的家庭幸福、夫妻生活的和谐;③有利于后代的健康;④有利于计划生育。

（2）婚前医学检查的内容　婚前检查和咨询既是一次全面、系统的健康检查,同时又有所侧重。在婚前医学检查中重点是检查严重遗传性疾病、指定传染病、有关精神病和影响结婚与生育的重要脏器疾病及生殖器官异常等。严重遗传性疾病是指医学上认为不宜生育的遗传性疾病。患有这种疾病的人往往生活不能自理,而现在又无有效的治疗方法,一旦他们结婚、怀孕时没有办法对胎儿是否患这种遗传性疾病进行事先诊断,他们生下的孩子再患这种遗传病的风险很高。指定传染病是指《中华人民共和国传染病防治法》中规定的传染病(如艾滋病、淋病、梅毒和麻风等)和医学上认为影响结婚和生育的其他传染病。有关精神病是指精神分裂症、躁狂或抑郁型精神病及其他重型精神病。

（3）婚前医学检查的时机　婚前检查时机的选择也很重要,不少青年人在结婚登记前才去做婚前检查,这样就太迟了。一是结婚前要忙于准备,身体很疲劳,精神又紧张,不宜做全面健康检查;二是一旦检查出患有不宜马上结婚的疾病,需治疗后才能结婚,往往使自己措手不及;三是从优生学的角度不宜婚配的青年男女,在即将结婚时才发现,从感情上难以接受。因此,婚前医学检查以在结婚前半年左右为宜,发现异常可及时进行治疗或矫正。结婚前3个月应在医院或计划生育技术服务站(室)接受性生活及避孕方法的指导。

（4）婚前医学检查的结果　婚前医学检查的结果因人而异,一般有如下四种:①不宜结婚;②暂缓结婚;③不宜生育;④婚检合格。

第二节　环境与优生

影响胚胎、胎儿发育的环境因素从广义上讲,包括人类所处环境中能对人体造成损害的各种外源性环境因素、母体因素和胎盘因素。通常称这些能引起胎儿出生缺陷或畸形的各种有害因素为致畸因素或致畸原。所有致畸因素必须通过母体而对胚胎或胎儿产生影响。致畸因素主要包括有害的生物因素、物理因素、化学因素、药物因素和其他因素。致畸因素对胚胎或胎儿作用持续的时间、剂量、强度等不同而导致不同的致畸结果,轻者影响胚胎或胎儿的正常发育,导致发育迟缓,重者可能导致胚胎畸形、功能缺陷甚至死亡。

一、生物性致畸因子

生物因素是指影响生物生长、发育和分布的任何其他动物、植物或微生物活动的因素。生物性致畸因子是指环境中一些有害的生物因子能够通过孕妇的胎盘这道天然屏障,对妊娠期间的胚胎、胎儿造成感染,从而引发一系列不良反应。影响胚胎生长发育最常见的生物性致畸因子主要指病毒、细菌、寄生虫等微生物。其中以病毒最常见,危害最大。

(一)病毒

病毒感染对胎儿的影响最常见于两方面:一方面是发生急性病毒感染,孕妇出现高热、毒血症、缺氧、脱水、酸中毒以及弥散性血管内凝血等,可引发流产、早产和死产;另一方面,病毒通过胎盘屏障直接侵犯胎儿,干扰胚胎的正常生长发育,导致先天性发育畸形、发育迟缓甚至死亡。临床易通过胎盘发生宫内感染的病毒有风疹病毒、流感病毒、单纯疱疹病毒、巨细胞病毒、乙型肝炎病毒、艾滋病病毒等。

1. 风疹病毒 据报道,1964年美国风疹病毒流行后的第2年出现了2万余例畸形儿。风疹病毒易通过胎盘感染胎儿,处于妊娠前3个月的孕妇感染风疹病毒将会引起胎儿宫内感染。胎儿感染风疹病毒后,风疹病毒就会在胎儿体内的细胞中大量繁殖,消耗大量能量,致使被感染的细胞得不到充分的营养而影响其分裂增殖能力,使细胞增殖速度减慢,最终阻碍胎儿组织器官的正常分化、发育而导致畸形发生,常见的有白内障、耳聋、心脏畸形等。人们研究发现,孕妇在妊娠1个月内感染风疹病毒,有50%的胎儿发生缺陷;妊娠2个月内感染,有22%的胎儿发生缺陷;妊娠3~5个月内感染,只有7%的胎儿发生缺陷。因此,3个月内感染风疹病毒,应及时就诊,必要时实行人工流产终止妊娠。妊娠5个月以后,风疹病毒对胎儿的致畸作用则变得微弱。目前,我国育龄女性风疹病毒易感率约5%,这些人在怀孕前半年通过接种风疹病毒疫苗,可以有效防止风疹病毒宫内感染。

2. 流感病毒 流行性感冒简称流感,是由流感病毒感染后引起的。流感病毒抗原变异频繁,变异后的新亚型毒株可以逃避人体免疫系统的识别和清除,成为高毒性、高致病力和高传播力毒株。由于流感病毒可以通过胎盘传播,若孕妇感染了流感病毒,易将病毒传递给胎儿,引发胎儿缺陷、畸形甚至死亡。现在研究表明,流感病毒对孕妇妊娠全过程均具有不同程度的影响,尤其在妊娠前3个月,胚胎正值发育的敏感期,各器官正处于迅速分化、增殖阶段,最易受致畸因子的干扰,破坏正常的分化、发育环境。

3. 单纯疱疹病毒 人类感染的单纯疱疹病毒分为Ⅰ型、Ⅱ型。Ⅰ型又称口型或上半身型,约占10%,很少感染胎儿。Ⅱ型又称生殖器型,约占90%,主要引起生殖器、肛门及腰以下的皮肤疱疹,可以通过孕妇胎盘感染胚胎、胎儿。孕妇在妊娠前20周感染了Ⅱ型单纯疱疹病毒,可垂直传播给胎儿,引起胎儿发育异常,甚至停止发育、流产、死胎等,其中有34%的胎儿发生流产。妊娠后20周感染Ⅱ型单纯疱疹病毒,低体重儿增多,偶见流产,很少出现畸形儿。据报道,有80%以上的新生儿单纯疱疹病毒感染属于产道感染,由于新生儿免疫功能尚未发育完全,病变常常快速扩散,遍布全身,死亡率高达70%。目前关于单纯疱疹病毒的诊断方法明确可靠,但治疗上仍存在一定的局限性。因此,孕妇在妊娠期间被单纯疱疹病毒感染,应及时就诊,必要时实行人工流产终止妊娠。

4.巨细胞病毒　巨细胞病毒感染是由巨细胞病毒引起的一种全身感染性疾病,现归属性传播疾病。我国先天性巨细胞病毒感染发生率为0.95%~3.5%。在妊娠初期,巨细胞病毒感染孕妇通过胎盘感染胚胎、胎儿,导致畸形发生,严重者可发生流产、死胎、死产及新生儿死亡。若存活,巨细胞病毒感染的新生儿绝大多数无明显症状和体征;约10%新生儿出现低体重、黄疸、紫癜、肝脾大、智力障碍、视网膜脉络膜炎、脑内钙化等,多数患儿出生后数小时至数周内死亡,死亡率高达50%~80%。巨细胞病毒主要通过性接触传播和母婴垂直传播两种途径。感染巨细胞病毒的孕妇主要通过3种方式传给胎儿,分别为妊娠早期通过胎盘感染、分娩过程中通过产道感染、出生后通过哺乳及密切接触感染。孕妇在妊娠期间被巨细胞病毒感染时,多无明显症状和体征,不易被发现。临床常用病原学和血清学诊断巨细胞病毒。一旦确诊孕早期感染巨细胞病毒,应尽早行人工流产终止妊娠。

5.乙型肝炎病毒　据世界卫生组织报道,全球约20亿人曾感染过乙型肝炎病毒(HBV),其中3.5亿人为慢性HBV感染者,每年约有100万人死于HBV感染所致的肝衰竭、肝硬化和原发性肝细胞癌(HCC)。我国属HBV感染高流行区,一般人群的乙型肝炎表面抗原(HBsAg)阳性率为9.09%。接种与未接种乙型肝炎疫苗人群的HBsAg阳性率分别为4.51%和9.51%。HBV主要经血和血制品、母婴、破损的皮肤和黏膜及性接触传播。围生期传播是母婴传播的主要方式,多为在分娩时接触HBV阳性母亲的血液和体液传播。由于对献血人员实施严格的HBsAg筛查,经输血或血液制品引起的HBV感染已较少发生。

接种乙型肝炎疫苗是预防HBV感染的最有效方法。我国卫生部于1992年将乙型肝炎疫苗纳入计划免疫管理,对所有新生儿出生后24小时内接种乙型肝炎疫苗。对HBsAg阳性母亲的新生儿,在出生后24小时内尽早注射乙型肝炎免疫球蛋白(HBIG),最好在出生后12小时内,剂量应≥100 IU,同时在不同部位接种10 μg重组酵母或20 μg中国仓鼠卵母细胞(CHO)乙型肝炎疫苗,可显著提高阻断母婴传播的效果。也可在出生后12小时内先注射一针HBIG,1个月后再注射第2针HBIG,并同时在不同部位接种一针10 μg重组酵母或20 μg CHO乙型肝炎疫苗,间隔1个月和6个月分别接种第2和第3针乙型肝炎疫苗(各10 μg重组酵母或20 μg CHO乙型肝炎疫苗)。后者不如前者方便,但其保护率高于前者。新生儿在出生12小时内注射HBIG和乙型肝炎疫苗后,可接受HBsAg阳性母亲的哺乳,接种乙型肝炎疫苗后有抗体应答者的保护效果一般至少可持续12年,因此,一般人群不需要进行抗-HBs监测或加强免疫。但对高危人群可进行抗-HBs监测,如抗-HBs<10 mIU/ml,可给予加强免疫。

6.艾滋病病毒　艾滋病是由人类免疫缺陷病毒引起的获得性免疫缺陷综合征。艾滋病病毒主要通过性接触、血液和母婴三种方式传播。HIV可通过胎盘感染胎儿,经产道和母乳感染婴儿。感染 HIV 的孕妇易发生流产、死胎、早产和产出低体重儿等。先天性 HIV 感染可影响胎儿脑发育,造成永久性智力发育和运动神经功能障碍。

目前认为,我国艾滋病的传播途径以经注射吸毒感染为主,占累计总数的 68.0%;经采血(血浆)途径感染人数占 9.7%。此外,经性接触途径感染人数占 7.2%,血液和血制品感染占 1.5%,母婴传播为 0.2%,尚有 13.4%传播途径不详。HIV 阳性的母亲所生婴儿有 15% ~40% 可能被感染 HIV。感染了 HIV 的婴儿发生艾滋病和相关疾病的病程比感染了 HIV 的成人更短,预后更差。艾滋病死亡率高,目前没有特效药物治疗,患者往往死于并发症。

7. 人乳头瘤病毒　人乳头瘤病毒(HPV)共有 68 个亚型,其中低危的 6 亚型和 11 亚型是最常见的病原体,主要通过性接触传播。人乳头瘤病毒感染人体后主要表现形式是尖锐湿疣,在性传播疾病中仅次于淋病,居第二位。妊娠期间 HPV 感染后可能会发生母婴垂直传播。有报道 HPV 通过胎盘或羊水感染胎儿后,可引起死胎或畸胎发生。通过产道感染者,在婴儿期可发生喉头瘤。

8. 柯萨奇病毒　柯萨奇病毒属于肠病毒,可分为 A 型和 B 型,在孕妇中的感染率约为 9%。可通过呼吸道和消化道传播,孕妇感染后通过胎盘传播给胎儿,引起胎儿畸形甚至死胎。孕早期感染柯萨奇病毒 A 型可致胎儿畸形,孕晚期感染可导致胎儿死亡。若感染了柯萨奇病毒 B 型,可致先天性心脏病,尤以孕早期多发,并可同时伴有泌尿生殖道、心血管和消化道的畸形。

(二)细菌

1. 梅毒螺旋体　梅毒是由梅毒螺旋体引起的慢性全身性疾病,病变可以侵犯皮肤黏膜及全身各个组织器官,临床表现多种多样。被梅毒螺旋体感染的孕妇能通过胎盘将病原体传给胎儿引起早产、死产或生出先天梅毒儿。梅毒螺旋体主要通过性接触传染。未经治疗的梅毒患者在感染后 1 年内传染性较大,以后,随着病程延长,传染性逐渐减小。梅毒偶可通过接触患者用过的日常用品而感染。此外,输血、接吻也可导致感染,但概率很低。未经治疗的一、二期梅毒的孕妇几乎 100% 把梅毒螺旋体传给胎儿,其所生的婴儿,一半为死婴或出生后不久即死亡,另一半活婴则患先天性梅毒;未经治疗的早期潜伏梅毒的孕妇所生婴儿 20% 可能正常,40% 患先天性梅毒,其余为死胎或早产。

2. 淋病奈瑟菌　淋病奈瑟菌简称淋菌。淋病是由淋菌引起的以泌尿生殖系统化脓性感染为主要表现的性传播疾病。近年来,淋病发病率居我国性传播疾病的首位。性接触是淋病的主要传播方式,人是淋菌的唯一宿主。女性因尿道和生殖道较短,很容易感染。0.5% ~7% 的孕妇感染淋菌。妊娠期女性淋病患者,可引起羊膜腔内感染,包括胎儿感染,出现早产、胎儿宫内发育迟缓、死胎、死产等。幸存的新生儿可能会发生淋巴结炎、肺炎,甚至淋菌败血症,治疗不及时可能导致死亡。

3. 沙眼衣原体　沙眼衣原体感染泌尿生殖道是世界公认的性传播疾病。女性感染沙眼衣原体可引起宫颈炎、子宫内膜炎、盆腔炎和输卵管炎等,导致不孕。孕妇生殖道感染沙眼衣原体后,可通过垂直传播传递给胚胎或胎儿,引起胎膜早破、流产、早产、死胎等发生。据报道,我国女性宫颈涂片检测沙眼衣原体阳性率达 16.92%。新生儿衣原体感染多发生于产道感染,宫内感染少见。新生儿感染衣原体多发生在生后4 ~16 天,多表现为眼结膜充血、眼睛有黏液脓性分泌物及乳头增生。

(三)寄生虫

孕妇最常见的寄生虫疾病是弓形虫病。弓形虫又称刚地弓形虫、弓形体、弓浆虫。弓形虫病是一种人畜共患的寄生虫病。弓形虫呈世界性分布,猪、猫、犬、羊、牛等32种动物和人易感,人群的平均感染率在25%~50%,感染率高者可达80%以上。人感染寄生虫的途径主要有摄食被猪、狗、猫等动物粪便中感染性包囊污染的食物和水,节肢动物的叮咬,输血及器官移植等。孕妇感染弓形虫可通过胎盘垂直传播,引起流产、死产,50%胎儿出现先天性弓形体病,出生时出现脑积水、小脑畸形、智力缺陷、视网膜脉络膜炎、脑内钙化等症状,死亡率达12%。存活者中80%有精神发育障碍,50%出现视力障碍。

由于孕妇感染弓形虫后多无症状或症状轻微,不能及时发现孕妇弓形虫感染。在妊娠早、中、晚期最好做酶联免疫吸附试验,检测体内是否有弓形虫存在,做到早发现,早治疗。

(四)TORCH

20世纪70年代后期,Nahmias首次把能导致宫内感染及围生期感染,而造成新生儿畸形的孕期感染称为TORCH感染。TORCH一词由弓形虫(toxoplasma)、风疹病毒(rubella virus)、巨细胞病毒(cytomegalo virus)和单纯疱疹病毒(herpes simplex virus,HSV)以及其他(others)病毒体的英文名首字母组成。TORCH是一系列传播广泛的病原体,特别是育龄女性在妊娠期由于免疫状态的改变而容易感染。其中任何一种病原体都会导致胎儿宫内感染引起流产、早产和死胎的不良后果。可见TORCH感染与优生优育关系密切,因此在围生医学中被称为"优生四项"。为了保证母婴健康,育龄女性在孕前和孕期进行TORCH四种病原体的检查就显得尤为关键。

二、物理性致畸因子

(一)电离辐射

对胎儿影响较大的物理因素主要是各种放射线,如X射线、γ射线、α射线、紫外线等。当这些射线具有足够能量引起物质电离作用时,称电离辐射。实验研究表明,长期大剂量电离辐射会引起染色体畸变明显增加,小剂量引起基因突变,导致胚胎及胎儿发育缺陷。在胎儿畸形中以中枢神经发育缺陷最常见,导致小头畸形和脑积水,严重者会引起白血病、恶性肿瘤以及胎儿死亡。现在研究比较多的是X射线。不同胎龄的胎儿对X射线的敏感性不同,50天以内的胎儿对X射线特别敏感,常导致死胎或严重畸形。X射线对7个月以后的胎儿致畸作用较弱,但仍有致畸作用。因此,对于怀孕早期的孕妇来说,不管是腹部平片、胸透、胃肠透视、骨盆测量,还是胎位测定,都应尽量避免,以减少对胎儿的影响。

我国放射防护法规明确规定,从事放射性工作的孕妇或哺乳期女性,每年受照剂量应低于职业性工作人员最大容许剂量的3/10。孕妇于妊娠早期应避免接受腹部及盆腔X射线检查。

(二)微波与超声波

从日常使用的手机、电视、微波炉到工作中的无线电广播以及雷达操作等,人类正越来越多地把自己暴露于微波与超声波之中。微波可通过升高体温,损害生精上皮而抑制精子的发生,导致男性生殖能力下降甚至终生不育。据报道,国内从事微波作业的女工妊娠时,发生死胎、畸胎、流产和先天性缺陷的比率明显高于正常人群。国外对接触微波的男子进行调查,结果显示,其精子总数、正常精子和活动精子数明显减少,并且子代先天愚型的发生率增高。纽约爱因斯坦医学院的研究证明,诊断剂量的超声检查会产生温热、机械和空化作用。这些生物效应可使组织细胞的免疫功能降低、姐妹染色体交换次数改变、细胞死亡或增加畸变率。南斯拉夫与美国的研究结果表明,孕妇在孕期较频繁接受诊断剂量超声辐射,分娩后新生儿体重与未经超声辐射的正常婴儿体重比较,呈下降趋势。因此,孕期须严格遵守超声检查的适应证,尽量避免孕早期不必要的超声波检查。如必须检查,应尽量利用小频率和低强度,缩短辐照时间。

(三)噪声

噪声对人体健康的影响正日益受到人们的重视。实验证实,噪声通过影响机体细胞分裂和DNA合成进程,使染色体结构畸变率明显增加。噪声对人体的危害程度,取决于噪声强度、频率及作用时间。往往噪声强度越大,频率越高,作用时间越长,对身体损害的程度就越大。噪声对中枢神经系统有强烈刺激,长期生活或工作在噪声环境下的女性会发生内分泌紊乱,出现月经周期异常。同时,噪声可以致使孕妇内分泌腺的功能紊乱,从而使脑垂体分泌的催产素过剩,引起子宫强烈收缩,导致流产、早产或新生儿低体重。噪声污染也会影响胎儿大脑的发育,使婴儿智力低下。建议孕妇不要在强噪声的环境中长期工作,对从事噪声作业的女工孕期应加强健康监护,或孕前调换工种。

(四)电磁场

电磁场是各种较大功率电器所产生的磁场。电磁场可通过损伤胚胎或胎儿组织细胞DNA而影响妊娠期胚胎或胎儿的正常发育,从而引起胎儿发育不良或造成孕妇早期流产。据报道,长期使用电脑工作的女性,其妊娠期间自然流产率和胎儿先天畸形率均高于正常人群。20世纪90年代以来,国内的调查结果显示,从事视屏显示终端作业的女性,月经紊乱、痛经、经前紧张的发生率随作业时间延长而增加。长期居住在高压变电器和高压输电线附近的孕妇受到高压电磁场的影响,会出现各种功能性变化,对胎儿的影响也是不可忽视的。建议孕妇不要长时间停留在具有电磁波辐射的区域,尤其是怀孕前3个月,尽量少接触和使用会产生电磁波辐射的电器。

(五)高温

1972年Edwards首先提出高热可能是人类出生缺陷的病因之一。其后,一些流行病学调查结果也提出,妊娠期发生高热与新生儿脑发育缺陷有明显相关关系。此外,高热也会导致流产、死产发生率增加,出生后智力低下。妊娠期不宜热水浴(水温40~45℃)过长时间,长时间热水浸泡会引起流产或胎儿畸形。高热的致畸原理目前还不清楚,可能与休克反应和热耐受有关。

(六)振动

振动可能会干扰胚胎、胎儿在母体子宫内的正常生活环境,导致发育迟缓、低体重儿甚至自然流产事件发生。振动通过机械设备的运转和加工物件的工具产生。在日常生活工作中,使用风动工具和电动工具的工作,如汽车司机,机械加工车间的锻工、磨工及制衣车间的缝纫工等都与振动密切接触。引起振动病的振动频率在 35 次/秒（35 Hz）以上。频率越高,振幅越大,危害就越大。对女性影响较大的是全身振动,在全身振动的影响下,月经不调、自然流产率及早产率升高。据报道,针对公交女司机及售票员的一项调查显示,胎儿发育不良和自然流产率均高于未接触振动的女性。

三、化学性致畸因子

影响优生的化学因素主要包括水污染、空气污染和食品污染三个方面。造成水污染的化学物质主要有汞、镉、铬、镍、铝、铅、锶、砷等金属和非金属化合物,有机磷农药和有机氯农药,亚硝酸盐类,苯及其衍生物,染料等。造成空气污染的化学物质主要有:含硫化合物,如二氧化硫、硫化氢;含氮化合物,如氨气、多氧化氮;碳氧化合物,如一氧化碳等。造成食品污染的主要化学物质是残留在食物中的各种农药、工业废水及亚硝酸盐等食品添加剂。这些化学物质对精子和卵子的形成及胎儿的发育都有明显的伤害,如畸形精子增加,精子生命力和运动能力降低,无脑儿、畸形儿和痴呆儿发生率升高。

(一)金属和非金属化合物

1. 汞及其化合物　汞在工业上的用途十分广泛,各种塑料、化工生产中用汞作催化剂,仪表、仪器用汞作填充剂,无机汞和有机汞化合物还用作杀虫剂、防腐剂和选种剂。随着工业的发展,汞进入环境的机会增加,可能污染蔬菜、水果和粮食,如果汞经消化道、呼吸道侵入孕妇机体,经胎盘进入胎儿血液循环可导致胎儿中毒,引起中枢神经系统功能障碍或大脑发育畸形。日本 1960 年后发生的胎儿水俣病,其症状与成人汞中毒相似,结果均证明为甲基汞中毒。

2. 铅及其化合物　铅是现代工业化国家广泛应用的有毒微量元素,污染环境日趋严重,人体铅负荷随之增加,对孕妇、胎儿及儿童健康的影响已成为公共卫生关注的问题。工业生产中铅及其化合物主要用于印刷铸字、化妆品、铅蓄电池、油漆、农药、制药、放射防护材料等。铅主要以粉尘、烟或蒸气形式经呼吸道进入人体,从尿中排出。如果摄入量大于排出量,便有铅蓄积,长期蓄积可损害造血功能、神经系统和内脏,形成铅中毒。铅具有生殖毒性,铅作业男性工人若防护不当,可致精子活动无力,数目减少,畸形精子增多。铅作业女工和男工的妻子或孕妇受到铅污染,均可造成不孕、流产、死产、早产或婴儿发育迟缓、智力低下和先天畸形。

(二)化学农药

化学农药已被广泛应用于防治和杀灭病虫害,除生产及使用过程中人暴露于农药外,食品中农药残留对机体也会产生影响。化学农药可通过胎盘进入胚胎和胎儿体内,影响胚胎和胎儿的发育,造成早产、低出生体重儿及先天畸形。农药还可影响男性生殖功能,造成精子缺乏。

1. 有机磷农药　有机磷农药大多为磷酯或硫代磷酸酯类化合物,是农业上常用杀虫剂,包括敌百虫、敌敌畏等,其主要通过抑制胆碱酯酶活性引起虫体的神经功能紊乱而达到防治病虫害的目的。动物实验证实,有机磷农药可影响精子生成,并引起生育功能障碍。

2. 有机氯农药 有机氯农药可以通过胎盘到达胎儿体内,有明显的蓄积作用,主要包括六六六(BHC)和滴滴涕(DDT)。中国预防医学科学院的一项监测结果表明,我国产妇母乳中 BHC、DDT 蓄积水平很高,是世界母乳中有机氯含量最高的国家之一。在乳汁中检出 DDT 含量为 0.105 ~ 0.14 mg/kg 的女性,其新生儿窒息发生率为对照组的 3 倍。乳汁中检出有 DDT 的女性,早产及低体重儿的发生率较高。据估算,我国有 95% 的婴儿自母乳中摄入的有机氯量超过国际粮农组织和世界卫生组织联合制定的每日容许摄入量。因此,为了预防农药对胎儿的危害,孕妇在妊娠期要避免接触农药,住宅和庭院不要喷洒农药、去蚊蝇剂;吃水果时一定要削皮,不能去皮的水果、蔬菜应在清水中反复冲洗后再食用。

3. 苯类化合物

(1)多氯联苯 1963 年,由于食用了多氯联苯污染的米糠油,在日本发生了米糠油中毒事件,有 13 个孕妇出现了中毒症状。分娩的 13 例新生儿中有 2 例死产,活产中还有 2 例早产儿。新生儿表现为体重不足、皮肤色素沉着、脱屑、眼分泌物增多、牙龈着色等症状,称为"油症儿"。

(2)三氯苯氧乙酸 2,4,5-三氯苯氧乙酸(2,4,5-T)是一种激素除草剂,含有毒性很强的杂质四氯二苯二噁英。在越南战争期间,美国曾以超过国内实际使用量 13 倍的 2,4,5-T 从空中撒布。自 1966 年以来,越南先天性腭裂、脊柱裂剧增。在撒药地区生活 2 个月以上的 19 名成年女子中有 4 人怀孕后生出的孩子有畸形,表现为小头症、不能走路、关节弯曲、发育迟缓、多趾及并趾等异常。

(三)有机溶剂

有机溶剂是一大类在生活和生产中广泛应用的有机化合物,分子量不大,常温下呈液态。有机溶剂包括多类物质,如链烷烃、烯烃、醇、醛、胺、酯、醚、酮、芳香烃、萜、卤代烃、杂环化合物、含氮化合物及含硫化合物等,多数对人体有一定毒性。有机溶剂对人体的危害与溶剂的挥发性有密切关系。在常温下,低挥发性溶剂在空气中不易造成危害。危害人体的主要途径是经皮肤接触、呼吸道吸入和消化器官吸收有机溶剂。

苯、二甲苯和甲苯作为溶剂和化工原料被广泛应用于油漆、橡胶、喷漆、制药、染料、涂料、合成纤维等行业中,与人类的生产、生活息息相关。目前动物实验证实高浓度苯及其同系物具有明显的致胚胎毒性并导致骨骼发育异常,低浓度(50 mg/m³)的二甲苯可造成胚胎发育迟滞乃至骨骼畸形。苯及苯系化合物对长期接触者及实验动物的生殖毒性主要表现为月经失调、痛经发生率增高、受孕率下降、自然流产、胎儿畸形、子代智力低下等。因此,孕妇应尽量避免接触含苯系有机溶剂,给胎儿创造一个良好的宫内环境。

(四)有毒有害气体

有毒有害气体是指能够损害人体健康的各类气体,主要包括二硫化碳、二氧化硫、甲醛、一氧化碳、硫化氢等。

1. 二硫化碳 二硫化碳(CS_2)为无色或微黄色透明液体,纯品有乙醚味,有毒,是重要的化纤工业原料。CS_2 具有强烈的麻醉性,人接触后通过呼吸道吸入或皮肤接触而渗透吸收进入体内。如果人体长期接触 CS_2 气体,可产生下列后果:①在接触低浓度气体时能造成慢性中毒症状,如疲劳、头晕、失眠、记忆功能衰退、视觉混乱甚至失明,整个神经系统都受影响;②接触高浓度气体时产生急性中毒症状,有头痛、烦躁、多言、蹒跚、精神失常、肌肉僵木,继而不省人事,以至死亡。

2.二氧化硫 二氧化硫(SO_2)是全球性的常见大气污染物,而且其衍生物亚硫酸钠和亚硫酸氢钠被广泛用作食品添加剂起防腐、保色作用,与人类健康有密切关系。SO_2是一种无色、具辛辣及窒息性气味的气体。人和动物吸入后首先在体液中转化成为它的衍生物——亚硫酸和亚硫酸氢盐,然后可随血液分布到全身。SO_2对动物和人的毒害作用,实质上是通过这些体内衍生物对组织、细胞等的损伤而达到的。实验证明,SO_2体内衍生物可引起多种类型的精子形态异常,从而可能造成生殖率下降。

3.甲醛 甲醛是一种有特殊刺激性气味的无色气体,易溶于水、醇和醚,其37%的水溶液称福尔马林。甲醛用途广泛,是室内外常见的污染物之一。Rapoport 早在1946 年就首次报道了甲醛具有致突变性。甲醛能使精子的畸形率明显增高。Taskinen 等发现长期接触甲醛者自发性流产率可增加。

(五)生活方式

1.吸烟 吸烟引起胎儿畸形,主要是由于香烟中的尼古丁可以通过胎盘到达胎儿体内,也可以直接引起胎盘血管收缩,胎儿缺血、缺氧,致使发育迟缓、体重低,易早产。Rubes 等报道,男性吸烟能引起精子的多倍体率显著提高,降低精子的直线运动能力,增加"圆头"精子数,总的精子数量与不吸烟的男性相比显著下降,并且相对活动精子数也显著减少,使精液质量下降,影响男性生殖能力,父源性的吸烟与儿童先天异常、儿童癌症的高发生率有关。Van Voorhis 等研究发现,吸烟对女性生殖有一个短暂的毒副作用,停止吸烟后生殖能力又可以恢复正常。流行病学调查显示,每天吸烟不足10 支的孕妇,其胎儿出现畸形的危险性比不吸烟者增加10%;每天吸烟超过 30 支的孕妇,其胎儿出现畸形的危险性增加 90%。父亲吸烟,其子代有可能发生脑积水、心室瓣膜缺损、唇腭裂和尿道狭窄。而母亲吸烟对子代的影响有:①低出生体重;②胎儿烟草综合征;③智力迟钝;④出生缺陷;⑤儿童癌症。

2.酗酒 乙醇是酒的主要成分,它对前列腺及卵巢均有损伤作用,并可使精子结构发生变化。育龄女性如长期嗜酒,卵巢会发生脂肪变性或排出不成熟的卵子,导致受孕概率明显下降。西方一些国家曾流行的一种"星期日婴儿病"或称"星期日孩子"就是周末狂欢酒后怀孕造成的。

四、致畸性药物

孕妇由于妊娠并发症或合并症常需要用药物治疗,但有些药物可通过胎盘屏障进入胎儿体内,干扰胎儿的正常发育,导致早产、畸形、流产、死胎、低体重和智力发育低下。因此,孕妇用药时,必须充分考虑药物、母体疾病、胎儿三者之间的关系后准确用药,切不可滥用药物。据报道,药物致畸占出生缺陷的2% ~3%,畸形产生的程度与孕妇用药早晚、持续时间、剂量大小及隐性遗传素质等因素有关。妊娠前 3 个月尤其8 周内属致畸高危期,此时期用药危险最大,严重者可出现综合畸形或胎儿死亡。畸形的种类取决于致畸因子作用于最敏感期的器官的时机,如神经系统的最敏感期为受精后的15 ~55 天,心脑为 20 ~40 天,眼为 24 ~39 天,四肢为 24 ~46 天,外生殖器为36 ~55 天。妊娠早期胎儿各器官和系统正处于相继分化联合阶段,对致畸因素极为敏感,因此孕妇在致畸高敏感期应尽量不用药。妊娠中期或晚期,由于各器官已形成,药物对胎儿的影响主要是中毒而不是畸形(中枢神经、生殖器、牙除外),若病情需要,可选择性慎重用药。

五、其他致畸因子

在胚胎、胎儿的发生、发育过程中,除上述各种因素对其具有影响外,铁、锌、镁、铜等微量元素和叶酸、维生素 C、维生素 B、维生素 A 等对其也具有一定的影响。孕母患有代谢性疾病(糖尿病、高钙血症等)或能造成宫内缺氧的慢性病等,亦可引起子代的先天畸形。孕妇吸毒,毒品可经胎盘进入胎儿体内,致胎儿脑损伤、内脏残缺、发育迟缓、生殖器畸形等。母亲孕前及孕早期体内缺乏维生素特别是缺乏叶酸,是胎儿神经管畸形最重要的病因。

第三节 受孕与优生

受孕与优生,就是在适宜的孕育年龄、最佳的受孕时机怀孕生子,以最大可能避开对胎儿发育不良的不利因素。

一、受孕的最佳年龄

理想的生育年龄应从女性的生理发育特点,产科生理,妇婴健康,婚后生活、学习和工作,经济与精力,控制人口及优生优育等诸方面综合考虑。女性生育的最佳年龄为 24～29 岁,男性生育的最佳年龄为 25～30 岁。理由如下:一是从女性的生理发育特点来看,20 岁的女子实际上身体并未完全发育成熟。女性的身高,长到 19 岁左右停止,此时,骨盆逐渐宽大,臀部开始增宽,为以后顺利孕育和分娩创造条件。而骨骼的钙化一般要到 23 岁左右才能完成。因此,24～29 岁生育最为合适。女性生育太早或太迟对女性和婴儿的健康都不利。二是养育孩子需要经济基础,而父母又是孩子第一任老师,所以青年人应提高自身教育程度,先参加工作,在经济上有一定的基础,并有较多精力后,再结婚生子,这样孩子能得到良好的照顾和培养,有利于孩子的成长。三是《中华人民共和国人口与计划生育法(2015 年修正)》第十八条规定,国家提倡一对夫妻生育两个子女,对于青年男女来说,更要做好规划,以免生育第二个子女时年龄过大,增加风险。

1. 低龄孕妇的危害 我国《婚姻法》规定结婚年龄女不得早于 20 周岁。因为结婚以后,紧接着就是生育问题,一个不满 20 岁的女性怀孕分娩,妊娠期患病、难产、胎儿发育不良、死胎、婴儿死亡等风险增加。

2. 高龄孕妇的危害 女性生育一般不要超过 30 岁,更不要超过 35 岁。医学上把 35 岁以上的孕妇称为高龄孕妇。医学研究表明,高龄妇女的卵子容易发生"老化"现象,育龄女性年龄越大,卵巢中的卵子越容易衰退,卵子在卵巢中贮存时间越长,接受感染、放射线等有害因素影响的机会就越多。这些都会增加染色体的突变机会,特别容易引起减数分裂过程中的染色体不分离现象,若有一对染色体不分离,成熟后就多一条染色体,以致使某一染色体有 3 条,这种胎儿医学上称为"三体儿",如"21-三体""13-三体""18-三体"等。这些染色体异常儿都会患有先天痴呆症,并有多种畸形,终生不能治愈,成为社会和家庭的沉重负担。

此外,高龄孕妇机体反应性差,器官功能不活跃,血管弹性降低,妊娠期患各种并发症的机会增加,如高血压、糖尿病等,不仅影响胎儿质量,对母亲健康亦不利。分娩时,由于高龄女性的骨盆、韧带及会阴肌肉弹性降低,会使产程延长、难产、手术产的机会也增多,并且与年龄有关的子宫内环境的改变对胎儿神经系统的影响也不可忽视。

二、受孕的最佳季节

受孕季节的选择因人、因地区而异,最佳受孕季节以有利于胎儿的生长、出生后体质健壮、智力正常为原则。如在我国大多数地区夏末秋初时受孕,11 月初为妊娠第三月,秋高气爽、气候宜人使孕妇感到舒适,早孕反应阶段正值秋季,避开了盛夏对食欲的影响;秋季蔬菜、瓜果供应齐全,容易调节食欲、增加营养,有利于胎儿的发育。患脊柱裂、无脑儿畸形的机会明显少于冬春受孕者。当进入易感风疹、流感等疾病的冬季时,妊娠已达中期,对胎儿的器官发育的影响已大大减少。足月分娩时,正是气候宜人的春末夏初,这样的季节有利于新生儿对外界环境的适应,从而能更好地生长发育。

对于不同的地区,因不同的生育环境也会对生育有着很大的影响,比如在美国 7 月和 8 月两个月份是生育的高峰时段,可能主要是受这个时间的气候条件的影响。而在寒带很多地区,冬天出生的孩子则比较少。

三、受孕的最佳时机

1.受孕前的准备　为了使将来的宝宝健康聪明,受孕前要做一些必要的准备,选择一个双方精力、体力都比较充沛的时候受孕,这样可以在一定程度上避免出生缺陷的发生。

(1)受孕前思想准备　做好孕前思想准备,可以使女方在怀孕后不至于惊慌失措,无所适从。怀孕的整个过程和分娩期总会遇到一系列的麻烦和问题,如果没有充分的思想准备,就不可能采取有效的措施来保证孕妇和胎儿的身心健康。思想准备包括知识准备、心理准备和经济预算等。

(2)增强体质,防止感染　备孕的女性应坚持锻炼身体,保持良好的健康状况,以便抵御感冒、风疹等病毒侵袭,从而避免病原体感染,避免造成胎儿畸形。但是必须指出,体育活动应适量,避免参加剧烈的运动竞赛,因为激动、紧张的竞技心理状态,影响生理功能的平衡,必须参加时应推迟受孕。计划受孕最好在男女双方都处于体质健壮、精神饱满的条件下进行。所以在传染病尚未康复,心、肺、肝、肾等重要脏器功能不佳,生殖器异常尚未矫治或性病未彻底治愈等情况下,应暂缓受孕,特别是女方,妊娠会使病情加重,疾病可能增加妊娠和分娩的并发症,对胎儿发育不利,而且在患病期间,大多数需要使用药物,有的药物会对胎儿发育产生不良影响。

(3)合理调配膳食,加强营养　妊娠早期胚胎所需要的营养,是直接从子宫内膜

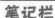

储存的养料中得到的,所以孕前的营养很重要。为了在孕前调养好身体,应该合理地调配膳食,吃各种富含营养的食物,如肉类、豆制品、蔬菜和水果等。近年的研究证明,孕前及孕初服用叶酸,可降低胎儿神经管畸形的发病率。因此,孕前应多食含叶酸丰富的食物,如肝、肾、蛋等动物性食品和菠菜、芹菜、橘子等蔬菜、水果,或在医生的指导下加服叶酸片。

(4)避免不利因素的干扰　外界环境中的某些不良刺激往往会影响精子、卵子的发育成熟,降低精子、卵子的质量。所以在计划受孕前,应尽力排除以下几种不利因素的干扰,创造一种良好的受孕环境:①烟酒危害;②理化刺激;③病原体感染;④药物致畸;⑤环境因素。总之,理想的受孕,必须具备良好的身心健康状态、融洽的夫妻感情、和谐的两性关系、安全舒适的周围环境。

2. 特殊女性的择时受孕　母体是孕育新生命的小环境,其健康状况和生活方式将会对新生命发生直接的影响。对于特殊情况的育龄女性,更应注意以下几点。

(1)服避孕药者　避孕药的主要成分是雌激素和孕激素,这些性激素可干扰胎儿特别是性器官的正常发育。避孕药半衰期较长,排泄缓慢,比如服用一个月避孕药,要使其完全排出体外约需要半年时间。因此,为了确保胎儿安全,长期口服避孕药者一般在停药6~8个月后再受孕为佳。

(2)放环者　避孕环取出后,需待子宫内膜在组织上和功能上完全恢复,月经正常来潮2~3次,表现为月经期和月经量、月经色状均基本正常,生殖系统无炎性病变再考虑怀孕为好。这时的子宫内膜恢复了孕育胎儿的能力,发生流产等危险的可能性大大减少。

(3)预防接种者　预防接种是预防相应传染病最安全、最简便、最有效的一种方法。常用的活疫苗如风疹疫苗,可致胎儿畸形;其他活疫苗如甲肝、麻疹、流感等疫苗,也可通过胎盘进入胎儿体内,影响胎儿的生长发育。因此,育龄女性接种这类活疫苗后至少要待1~2个月后再受孕。至于用化学或物理方法杀死的微生物制成的疫苗,如乙肝疫苗、狂犬疫苗、乙脑疫苗等,则无碍于受孕。

(4)流产者　流产可使子宫等器官因突遭打击而受到不同程度的损伤,机体需要一定时间的重新调整,才能承担受孕的重任。这个时间至少需要1年。早产者也一样,在不到1年的时间内不宜再次受孕。还要注意,如为葡萄胎流产者,按完全性葡萄胎术后追踪观察规定,则要在3年以后方可再孕。

(5)吸烟者　近年来,年轻女性烟民不断增加。烟草中的化合物可对人体造成危害,尼古丁、氰化物和一氧化碳等,可引起卵细胞遗传物质的改变,这种异常的卵细胞受精而成的胎儿,自然质量低下。另外,男方吸烟可使精子数目减少,精子活动能力减弱,畸形比例增加,同样不利于孕育一个优质的胎儿。因此,男女双方在准备受孕前3个月就应开始戒烟,以利优生。

(6)嗜酒者　乙醇是生殖细胞的大敌,已受乙醇损害的卵细胞不会立即随乙醇代谢而消失,它仍可与精子结合形成受精卵,以致出现畸形胎儿。乙醇代谢物通常在停饮后2~3天即可排尽,但一个卵细胞至少要在体内停留14天以上,因此,为增加安全性,应安排在完全戒酒后1个月以上受孕。

(7)X射线照射者　X射线具有很强的穿透力,当其进入人体后会产生各种不同影响。微强度经常照射能引起组织损伤、基因突变;高强度照射可能导致卵细胞染色体断裂,致胎儿多发性畸形和智力障碍。因此,新婚女性或育龄女性平时应尽量少做X射线检查,特别是长期接触放射线的女性,除了要求做好日常防护外,怀孕期间最好及时调离放射环境。一般来讲,刚照过X射线的女性(尤其是腹下部的照射),在4周后受孕较为安全。

(8)接触毒物者　接触农药、杀虫剂、二氧化硫、二硫化碳、铜、镉、汞、锌等有害物质过久,体内残留量一般都要在停止接触后6个月至1年以上才基本消除,此期间不宜受孕,否则易导致胎儿畸形。

3.成功的受孕　据统计,婚后不采取任何避孕措施的夫妇,在一定时间内均能怀孕,其中60%夫妇在婚后6个月内怀孕,在9个月内怀孕的占80%,85%~90%在1年内怀孕,大约有4%的夫妇在婚后第二年怀孕。但确实有一部分夫妇婚后一直未孕,而这些夫妇未孕可能是由男女双方的疾病所引起的。女方可能有的疾病如先天性卵巢发育不全、子宫病变、内分泌代谢疾病(甲亢或甲减等)、垂体肿瘤等,引起卵巢功能紊乱及生殖系统的炎症感染等。男方可能有的疾病如精索静脉曲张、隐睾、慢性消耗性疾病(如肝炎、肾炎等)、睾丸和前列腺炎症等。如果是疾病造成的不孕,那么男女双方应以积极的态度治疗疾病。但更为常见的是,一些未受孕夫妇是由于男女双方缺乏性生活的知识,或由于夫妻双方因长期不孕过分焦虑而造成的精神紧张等。要使受孕成功首先必须具备四个条件:①要有排卵功能及健全的卵子;②要有排精功能及成熟健康的精子;③卵子和精子必须有机会相遇,而且两者经过的道路必须畅通无阻;④精子和卵子会合后的受精卵要按时回到子宫腔,植入子宫内膜,并生长发育。在排除了男女疾病的情况下,双方不妨同时采取一些有效措施。

(1)消除紧张情绪　由于男女双方过度紧张、担忧可能影响受孕,所以要保持情绪稳定、心态平衡、顺其自然,不能急于求成。有的夫妇,经各方检查没有疾病,泰然处之,进行正常的性生活,不久便怀孕了。

(2)合理的性生活　性生活的安排应在排卵期间进行,因为卵子排出后一般能存活12~24小时,精子在女性生殖道内通常只生存1~3天,最多为5天。因此,一般从排卵前3天至排卵后1天最容易受孕,称为"易孕阶段"。选择"易孕阶段"性交才有可能使计划受孕成功。

四、受孕与胎儿性别

在受精时,影响生男生女的因素有很多,有些甚至还没有被人们所认识了解,所以说性别的控制远没有达到随心所欲的水平。即便将来有一天,能够做到控制性别,在我国的生育实践中也不能推广普及。道理很简单,随意地选择生育的性别,势必使人群中男女的性别比例失去平衡,将会带来难以解决的社会问题。因此,目前只能作为一项科学研究来进行。至于社会上流行的一些办法,无论是祖传验方,还是宫廷秘诀,并不科学实用,也不成熟可靠。

我国法律规定,禁止利用超声波技术和其他手段进行非医学需要的胎儿性别鉴定或者进行非医学需要的选择性别的人工终止妊娠,但对于有遗传性疾患家族史的孕妇来说,有医学需要的胎儿性别鉴定是产前诊断的一项重要内容。

第四节　孕期保健与优生

　　做好孕期保健是促进优生的重要措施。由于遗传因素是引起出生缺陷的重要因素,因此,采用遗传学方法是预防和早期发现出生缺陷的重要方面。孕期尤其是前8周,孕妇要尽量预防感染,特别是要防止风疹病毒、弓形虫、单纯疱疹病毒、巨细胞病毒和梅毒螺旋体的感染,可通过接种疫苗、免疫注射等方法进行预防。孕期谨慎用药可最大限度地防止药物致畸,特别是孕早期不可滥用药物。戒烟戒酒也是预防先天性畸形的重要方面。此外,孕期特别是孕早期应尽量避免和减少射线的照射。还应普及优生优育知识,提高全民族的科学知识水平,使育龄男女都了解相关的常识(详见第七章妊娠期卫生保健)。

第五节　胎教与优生

　　胎教作为一门新的学问,近年来在国内外逐渐受到重视。许多研究结果表明,经过胎教训练的婴儿朦胧期短,智力发育快,语言能力强,动作协调敏捷。胎教的目的是通过外界的刺激,使胎儿接受更多的优良信息,让他发育得更好、更聪明、更健康。对胎儿有益的事情都可以归入胎教的范畴。从孕前的准备、环境的改善、情绪的调节,到听音乐、散步、和宝宝说悄悄话等都是胎教的内容。

一、胎教的定义

　　所谓胎教,广义上讲就是给孕妇创造优美的环境,通过母亲与胎儿正常的信息交流,使胎儿受到良好的宫内教育,促使胎儿身心健康地生长发育。胎教的内容包括孕妇的孕期保健,外界环境对孕妇的影响和孕妇情绪。其中孕妇良好的精神生活尤为重要。为了给胎儿营造一个和谐的环境,孕妇必须注意自己的心理卫生以及母子之间的心灵感应,这是胎教的实质。狭义的胎教是指通过一定的手段,如对话、抚摸孕妇腹部、听柔和的音乐、适当的锻炼等对胎儿进行早期教育。胎教分为两个方面:直接胎教和间接胎教。

　　1.直接胎教　直接效果的胎教是直接针对胎儿的教育,指用音乐、语言等直接刺激胎儿,以促使胎儿在音乐、语言及身心各方面得到更好的发展。如在胎儿听力发育的关键时期,通过经常给胎儿听优美的音乐,来提高胎儿的音乐反应能力、接受能力和辨别能力;在胎儿有语言感受能力的时候,给他读优美的散文、诗歌等情调性美文,来提高胎儿的语言感受能力。直接效果胎教的要点是增加对胎儿的智力、情感方面的良性刺激。

　　2.间接胎教　间接效果的胎教,即主要针对孕妇的教育,指孕妇及胎儿的其他亲人通过改善胎儿生长的内部环境和外部环境来促使胎儿更好地成长。如关注每日胎儿营养的全面性,孕妇尽可能不偏食,并适当补充容易不足的营养成分;孕妇关注自己的情绪,尽量保持开朗乐观的心境,不自寻烦恼,不与人吵架;孕妇自己适当阅读一些优美的散文、诗歌,以此自娱并使自己处于欣赏美的情绪状态;家人尽可能创造快乐宁静的家庭氛围,使孕妇心情恬静、愉快;孕妇尽可能注意天气冷暖,保证自己气血调和;等等。间接效果胎教的要点是为胎儿创造和谐、愉悦、良好的内部和外部生存环境。

无论是直接效果的胎儿教育,还是间接效果的胎儿教育,最终效果只有一个,就是为胎儿的成长创造更好的内部、外部条件,使胎儿接受更多的良性刺激,从整体上提高胎儿的各方面素质。

二、胎教的作用机制

国内外大量的科学研究已经证明:胎儿在子宫腔内是有感觉、有意识、能活动的一个小生命,他能对外界的触摸、声音等刺激产生反应。孕妇思维所产生的神经递质,也能传入胎儿脑部,为胎儿脑神经细胞发育创造一个相似的环境。胎教就是根据这些理论,在孕期调节和控制母体的内外环境,避免不良刺激,在怀孕5个月开始有针对性地、主动地给予各种有益的信息刺激,促进胎儿身心健康和智力的发育。

胎教理论来源于胎教实践,反过来又从更高的层次上指导日常胎教活动,并在胎教的实践过程中得到检验和发展。其理论基础也比较丰富。

1. 胎教的教育学理论基础　这一理论认为,胎教实质上是对胎儿开展的超早期教育,是人一生中所接受的全部教育中最基础的部分。因此这种理论重视孕妇在胎教过程中的主导作用,主张胎教必须从孕妇自身做起,认为加强孕妇的知识、道德修养,培养孕妇良好的行为习惯和审美情趣是胎教的关键。

2. 胎教的心理学理论基础　这种理论强调暗示、期望、焦虑、应激等心理现象对胎儿生长发育的影响,注重用心理学的有关原理去分析、研究孕妇的心理变化和胎儿心理的发生发展规律,主张教给孕妇必要的心理科学常识,使之能够把握自己的心理活动,以愉快的情绪和积极的心态对待胎教。

3. 胎教的生理学理论基础　这一理论倾向于把胎教过程看作一种生理过程,重视胎教的生理机制,认为一切来自母体外部的社会心理因素,都首先引起母体内部的生理变化,进而再影响胎儿的生长发育。因此,胎教的主要任务就是为胎儿创造出一个良好的生物化学环境和生物物理环境,如保证孕妇血液循环、正常的内分泌、子宫内温度和压力等的恒定。

4. 胎教的优生学理论　这种理论从优生优育的观点出发,认为制约和影响胎儿生长发育的因素很多,而胎教实质上是对这些因素进行人为的控制,以消除不良刺激对胚胎和胎儿的影响,使之得到更顺利、更完善的发展。具体地说,像合理营养、预防疾病、谨慎用药、忌烟戒酒、节制性交、保持心情愉快、远离射线和毒物等均属于胎教范围。胎教的优生学理论,实际上是运用教育学、心理学、生理学、医学、卫生学等多种学科的知识,对胎教进行综合研究,代表了胎教理论发展的方向。

三、胎教的方法

胎教的方法,一般有音乐胎教、抚摸胎教、语言胎教、父亲胎教等。

(一)音乐胎教法

通过适当的音乐刺激,使母亲得到安宁与享受,促进孕妇分泌酶和乙酰胆碱等物质,促进胎盘供血,同时使胎儿心律平稳,对胎儿的大脑发育进行良好的刺激。音乐分两种:一种是给腹中宝宝听的,一种是给孕妇自己听的。孕妇自己听的胎教音乐,叫"孕妇专用胎教音乐",可用耳机听,也可以从扬声器里放出来听,音量不宜太大。优美的音乐能调节孕妇的情绪和生理功能,使孕妇精神放松、精神愉快,使心血管、消化器官乃至内分泌系统都处于正常的状态中,有利于胎儿的发育。"胎儿专用胎教音乐"是给胎儿听的胎教音乐,在频率、节奏以及情感特征等方面都有特殊的要求。给胎儿听音乐,要在怀孕的第 5 个月开始,这时,胎儿已具备了听力。每天给胎儿听 1 ~ 2 次,每次 15 分钟,选择旋律优美的钢琴、小提琴乐曲,不要用节奏感较强的摇滚乐等,音量不要太大。为了便于胎儿记忆,每段乐曲重复放 10 天左右。

(二)抚摸胎教法

通过抚摸腹壁,使胎儿的肢体感受到刺激。有规律地抚摸,就像是妈妈与胎儿在对话一样,形成良好的反应与互动,对提高胎儿大脑的发育很有帮助。孕妇本人或者丈夫用手在孕妇的腹壁轻轻地抚摸胎儿,引起胎儿触觉上的刺激,以促进胎儿感觉神经及大脑的发育,称为抚摸胎教。医学研究表明,胎儿体内绝大部分细胞已具有接收信息的能力,并且通过触觉神经来感受体外的刺激,反应渐渐灵敏。父母可以通过抚摸的动作配合声音与子宫中的胎儿沟通。这样做可以使孩子感到舒服和愉快并产生一种安全感。

抚摸胎教通常安排在妊娠 20 周后,与胎动出现的时间吻合,并注意胎儿的反应类型和反应速度。如果胎儿对抚摸的刺激不高兴,就会用力挣脱或者用蹬腿来反应。这时,父母应该停止抚摸。如果胎儿受到抚摸后,过一会儿才以轻轻蠕动做出反应,这种情况可继续抚摸。抚摸从胎儿头部开始,然后沿背部到臀部至肢体,轻柔有序。每晚临睡前进行,每次抚摸以 5 ~ 10 分钟为宜。抚摸可与数胎动及语言胎教相结合,这样既落实了孕中期的保健,又使父母及胎儿的生活充满乐趣。

(三)语言胎教法

父母通过与胎儿的对话,使胎儿接收到语言声波的信息,刺激胎儿大脑的生长和发育。在妊娠后期,胎儿已经具备了最初的听力和感觉能力,对外界的语言刺激会有一定的反应,并在大脑中形成记忆。

孕妇或家人用文明、礼貌、富有哲理的语言,有目的地对子宫中的胎儿说话,给胎儿期的大脑新皮质输入最初的语言印记,为后天的学习打下基础,称为语言胎教。动物的脑从内侧往外分为古皮质、旧皮质、新皮质三部分。古皮质起着爬虫类脑的作用,旧皮质起着哺乳类脑的作用,唯有人类有区别于其他动物的特别发达的新皮质,新皮质是用来学习知识和进行精神活动的,一生(包括胎儿期)可储存 1000 万亿个信息单位。医学研究表明,父母经常与胎儿对话,能促进其出生以后在语言方面的发展。

(四)父亲胎教法

胎教一般针对母亲而言,而忽视了父亲的作用。专家指出,从某种意义上说,诞生聪明健康的小宝宝在很大程度上取决于父亲。孕妇的情绪对胎儿发育影响很大。妻子怀孕后,在精神、心理、生理、体力和体态上都将发生很大变化。如果孕妇在妊娠期情绪低落、高度不安,孩子出生后即使没有畸形,也会发生喂养困难、智力低下、个性怪癖、容易激动和活动过度等。所以,在胎教过程中,丈夫应倍加关爱妻子,让妻子多体会家庭的温暖,避免妻子产生愤怒、惊吓、恐惧、忧伤、焦虑等不良情绪,保持心情愉快,精力充沛。此外,丈夫应积极支持妻子为胎教而做的种种努力,主动参与胎教过程,陪同妻子一起和胎儿"玩耍",对胎儿讲故事,描述每天的工作和收获,让胎儿熟悉父亲低沉而有力的声音,从而产生信赖感。另外,丈夫还应主动承担家务,搞好室内外卫生,防止感染疾病,戒烟忌酒,节制性生活,协助妻子做好保健,避免感冒等。

(莆田学院护理学院 顾 琳)

笔记栏

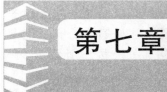

妊娠期卫生保健

妊娠期卫生保健的目的是保护孕妇和胎儿在妊娠期间的身心健康,直到足月时,能安全娩出身体健康、智力发育良好、高质量的新生儿。妊娠期保健是围产期保健的重要组成部分。做好此项工作可以预防各种危害孕妇、胎儿疾病的发生和发展,及时发现对孕妇不利的生活、工作环境,不合理的饮食、生活习惯及滥用药物等问题。妊娠期保健要从早孕开始,最好在孕前就宣传普及有关卫生知识,例如:少生、优生;产前检查的重要性;孕期营养;烟酒、医疗用药、农药、有害化学物质及放射性物质对母婴的影响等问题。做好妊娠期保健可以减少高危妊娠和高危儿的发生,促进母婴健康。作为妇、幼保健人员及产科工作人员应注意做好妊娠各期的保健。

第一节 妊娠期一般保健

一、着装

无特定的着装形式。现代心理学家认为妇女怀孕期间最能体现女性美,而且要注意装扮自己,则会保持心理平衡,有助于维护孕妇的良好心境,对于孕妇及胎儿的身心健康十分有利。孕妇衣服以宽松为主,套在肩上或用背带较合宜,避免腹部受到紧压,还应考虑到合身与美观。衣料以选用轻软、透气、保暖、吸湿性能好的纺织品为佳,不宜选用涤纶等化纤类织品。

(一)腰带

妊娠期间腰带不应束得过紧,以免使腹部受压,影响胎儿正常发育。因为在外来压力下可致胎儿骨骼变形、组织器官发育不良及胎位不正等。同时也会使孕妇的体形显得更加笨重。现代妇女喜欢穿着腹带以保持体形,但妊娠期间应放弃。一些特殊情况,如因多次妊娠腹壁极度松弛需要支撑,以使肌肉处于休息状态,但切忌紧束,以免影响血液循环。

(二)特制的胸罩

妊娠期乳房的护理十分重要,这是以后母乳喂养成败的关键。从早孕第三个月起,乳腺开始增大,孕妇常自觉乳房发胀,可摸到乳腺中有很多硬结节,乳头也增大,并且非常敏感,有时有少量分泌物。因此妊娠期应该经常用清水洗涤乳头,再用棉球轻轻拭干。整个孕期应选戴合适的胸罩以维持乳房的张力十分重要,否则会造成乳房下垂。胸罩应选用棉布或丝质织品,大小必须合身,能够牢固地支托乳房,但不要紧压乳房或压扁乳头。

(三)鞋袜类

孕妇应避免用弹力吊袜带,因为这种袜带会紧紧地扎住下肢,可加重下肢静脉曲张的程度。孕妇穿鞋首先考虑安全性,选择鞋子时应注意:鞋后跟应宽大一些以便能牢牢支撑身体。不应穿高跟鞋,因穿高跟鞋时腰部和后背都要难受地支撑着,是造成腰痛的原因。后跟太低的鞋子也不好,振动会直接传到脚上。最好选用鞋后跟在 2～3 cm 高度、鞋底上带有防滑纹、能正确保持脚底弓形部位的鞋子。妊娠晚期脚部水肿要穿稍大一些的鞋子。

二、工作

妊娠期劳动保健是女职工劳动保健中最重要的内容,对保证胎儿发育质量、保护母婴健康具有重要的意义。

(一)妊娠早期

此期劳动保健一般不如孕晚期受到人们的重视,实则孕早期的劳动保健对预防出生缺陷、防止流产、早产及孕期并发症都有重要意义。对于接触具有胚胎毒性或致畸作用的化学物质、剧烈的全身振动、放射线等工种,确定妊娠后应暂时调离原工种,在计划怀孕前调离原工种最好。从事重体力劳动的工种应适当减轻劳动强度。对于妊娠反应较重者应给以照顾,如减少工作时间、弹性工时,必要时适当给予休息等。

(二)妊娠中、晚期

此期劳动保健对预防早产及低体重儿的出生、降低围产期母婴死亡率有重要意义。①对于从事重体力劳动的工种,立位作业,以及工作中需频繁弯腰、攀高的工种,妊娠中、晚期应调换工种或减轻工作量。②对于生产中接触有毒物质的妊娠妇女,如孕期未能调离有害作业岗位时,应按高危妊娠进行监护管理。③加强妊娠期高血压疾病的预防。④防治某些病理妊娠,如妊娠期高血压疾病、产前出血,内外科并发症的发生以及预防外伤,如跌摔及过度负重、过劳等。⑤夜班作业扰乱了正常的生活节奏,增加疲劳,使一些孕妇出现体重减轻、食欲下降、胃肠功能减弱、血红蛋白含量减少,对孕妇及胎儿均有不利影响。因此许多国家在法律上有禁止孕妇做夜班工作的规定,我国法律规定怀孕 7 个月的孕妇不得上夜班。

总之,孕妇应该在什么时候开始完全脱离工作岗位,依工作类型、孕妇健康情况而定。

三、业余活动

对于有条件提早停止职业性工作的孕妇,减少体力消耗后就能把一部分精力用于业余活动。孕妇的生活应当平静、规律和避免劳累。

(一)睡眠

妊娠期睡眠不应少于8小时,因为睡眠不足会引起过度疲劳,特别是坚持工作的孕妇,无论如何要确保睡眠时间。如果孕妇感到疲劳或在炎热的夏季,每天应午睡1～2小时。

(二)休息

妊娠期要忠实于对身体的自我感觉,想休息就应当休息一会。妊娠早期由于妊娠反应及食欲差更易疲劳,要注意休息。过度疲劳会引起各种各样的疾病,也容易感染病毒性疾病等。有流产史、有先兆流产征兆及遵医嘱静养的孕妇特别需要休息。妊娠晚期子宫逐渐增大,经常出现不规律宫缩的孕妇,更应注意卧床休息,否则可能会造成早产。

(三)运动

妊娠期适度运动对确保正常分娩是必要的。运动不足容易引起食欲不振、便秘和肥胖。运动是否适度应以不感到疲劳为标准。每天做十分钟体操并选择一个空气新鲜的环境散步半小时至一小时比较合适。运动员或孕前就习惯某种运动的妇女可适当增加活动量,但禁止高强度和过量的运动。一般以步行、慢跑、游泳、骑自行车等运动比较合适。此外,正常孕妇还可以担任一些轻微的家务劳动。

(四)旅行

必要的旅行应在妊娠中期进行。一般不主张在妊娠期间旅行,因为旅途中有许多对妊娠不利的因素,如车船的颠簸、旅行中的紧张疲劳等,而且一旦出现异常情况可能无条件进行适当的处理。如果妊娠期有必须完成的旅行,要尽量避开妊娠早期和晚期,可选择在妊娠5～7个月,此时期相对安全。禁止孕妇单人长途、海外旅行,而且在出发前要经医生检查,咨询旅行是否可行。

(五)阅读

建议孕妇在业余生活中阅读一些趣味高雅、启迪知识、使人精神振奋、有益于身心健康的书籍。书是知识的源泉,是孕妇文化修养的基础,也是胎教必不可少的精神食粮。孕妇担负着孕育培养胎儿的重任,更应从书籍中吸收精神营养,获得知识和智力的启示。

四、身体卫生

妊娠期全身新陈代谢旺盛,汗腺和皮脂腺分泌增多,皮肤和头发容易脏,而且白带增多,皮肤本身也变得比较敏感。如果护理不当会造成皮肤感染或湿疹。因此要注意经常保持全身的清洁。有条件者每天都应洗澡。水温不宜过热。国外有报道,经常热水浴对胎儿不利,可能引起胎儿畸形。最好淋浴,可避免污水进入阴道防止宫内感染。无条件每天洗澡者可用温水擦身及清洗外阴。由于汗污和皮脂、白带以及妊娠20周以后出现的初乳容易污染内衣,所以每天都应换洗内衣。

第二节　妊娠期性生活

妊娠期孕妇的阴道黏膜和子宫颈充血、水肿,容易损伤和出血。因此性生活要慎重,不能用不合理的体位或粗暴地进行性交。妊娠后阴道黏膜上皮细胞通透性增高,脱落的上皮细胞也增加,分泌物增多。如不注意局部的清洁卫生,性生活也会造成细菌感染。所以平时要保持局部清洁。同房前双方都要进行外阴清洗。

一、妊娠早期

由于早孕反应及心理方面的变化,孕妇的性欲和性反应受到抑制,一般来讲此期性生活次数减少。由于在这个时期内胎盘尚未形成,维持妊娠的孕激素相对不足,因此最容易发生流产,所以性交次数要尽量减少或避免。同时性交的体位要注意,不要压迫孕妇的身体,特别是腹部。有习惯性流产的孕妇或本次妊娠已有先兆流产征兆的孕妇应遵从医生的指导或暂时停止性生活。

二、妊娠中期

妊娠超过四个月,胎盘已形成,流产机会相对减少,孕妇的早孕反应消失,性欲有所恢复,可以愉快地适度地进行性生活。但是不能与非妊娠期完全相同,在次数和动作方面都要节制。性感高潮可以引起子宫收缩造成流产。因此孕妇本人要注意自身调节。丈夫也不应刺激孕妇的乳头。

三、妊娠晚期

孕妇常常出现腰痛等不适,性欲减退,性生活次数更要减少,性交的时间也应缩短。预产期前四周要停止性生活。在这一时期子宫口容易因局部刺激造成早期破水和宫腔感染。

总之,妊娠期间一般对性生活并无严格的限制。但遇有下列情况应中止性生活:妊娠期间出现腹痛和(或)出血、习惯性流产、有严重的并发症等。

第三节　妊娠期饮食和营养

妊娠妇女是特定生理状态下的人群,妊娠期妇女通过胎盘转运供给胎儿生长发育所需的全部营养,经过280日,将一个细胞受精卵育成体重3.2 kg左右的新生儿。与非妊娠同龄妇女相比,孕妇生殖器官以及胎儿的生长和发育需要更多的营养。实践证明母体营养对妊娠结局将产生直接的至关重要的影响,营养不良孕妇的营养改善能明

笔记栏

显地改善妊娠结局,并维持母体的健康。

孕妇为适应妊娠期间增大的子宫、乳房和胎盘、胎儿生长发育需要,妊娠期所需的营养必须高于非妊娠期。若孕妇在妊娠期出现营养不良,会直接影响胎儿生长和智力发育,导致器官发育不全、胎儿生长受限及低体重儿,容易造成流产、早产、胎儿畸形和胎死宫内。在妊娠期增加营养,关键在于所进食物应保持高热量,含有丰富蛋白质、脂肪、糖类、微量元素和维生素,但要避免营养过剩。

妊娠期需监测孕妇体重变化。较理想的增长速度为妊娠早期共增长 1 ~ 2 kg(肥胖孕妇增长 7 ~ 9 kg)。凡每周增重小于 0.3 kg 或大于 0.55 kg 者,应适当调整其能量摄入,使每周体重增量维持在 0.5 kg 左右。

一、热量

热量是能量之源,孕期的热量需求应根据孕妇的年龄、身高、体重、职业性质以及劳动的情况而不同。妊娠期每日至少增加 418 ~ 1256 kJ(100 ~ 300 kcal)热量。孕早期 3 个月与非孕期大致相同,每日需热量为 8372 kJ(2000 kcal);孕中期 3 个月为 8790 kJ(2100 kcal);孕晚期 3 个月 9418 kJ(2250 kcal)。蛋白质、脂肪、糖类在人体氧化后均可产生热能,应按适当比例进食,蛋白质占 15%,脂肪占 20%,糖类占 65%。

二、碳水化合物

碳水化合物是胎儿生长发育的最基本营养物质,每日所需有两种来源。

(一)长效糖类

长效糖类主要指谷类食物,如米饭、面食品、土豆等。该类食物可以缓慢地释放热能。如果孕妇每日摄入的副食品如肉、蛋、鱼等充足,这类食品在早孕时每日需要 200 g,孕中期每日需要 250 g、孕晚期每日需要 300 g。

(二)单糖类

单糖类指各种食用糖,如水果糖、奶糖、方糖、绵糖和含糖的各种饮料、牛奶以及各种甜食(蛋糕、糖饼)等。正常孕妇每日只需摄入各种食糖 50 g。该糖类在妊娠期不宜多食用,过多食用常是孕妇超常肥胖的原因。

三、蛋白质

妊娠期蛋白质的需要量比非孕期增加较多,我国营养学会提出在妊娠 4 ~ 6 个月期间,孕妇进食蛋白质每日应增加 15 g,在妊娠 7 ~ 9 个月期间,每日应增加 25 g。平均每日需要 60 ~ 80 g,双胎妊娠需要 90 g。若在妊娠期摄取蛋白质不足,会造成胎儿脑细胞分化缓慢,导致脑细胞总数减少,影响智力。优质蛋白主要来源于动物,如肉类、牛奶、鸡蛋、奶酪、鸡肉和鱼。

(一)动物蛋白质

动物蛋白质含有丰富的氨基酸,是生命的必需物质。肉类,尤其是牛肉和瘦猪肉含有较多的蛋白质。每日 150 g 瘦肉可满足平均需要量。鱼类、乳制品和蛋类也含有丰富的蛋白质,而且易于消化和利用,建议孕妇可交替食用。但是,乳制品可替代肉类,而肉类不能替代乳制品。含钙的乳类蛋白(色氨酸、赖氨酸)容易通过机体转化,在维生素 D 的协同下有利于骨组织代谢。

(二)植物蛋白质

一些豆类及其加工后食品,如豆浆、豆腐等,含有与肉类相似的蛋白质。一些统计学资料表明,充足、平衡地摄入植物性蛋白质可减少妊娠贫血及其他妊娠并发症的发生。如膳食中的蛋白质供应不足,则胎儿的生长发育迟缓,孕妇也较衰弱、产后恢复慢,乳汁较稀少。为保证孕妇和胎儿的健康,对孕妇的膳食需要足够的蛋白质。

四、脂类

每日需要量 60~80 g,奶类、动物油(黄油等)、植物油及人造奶油均可提供所需的脂类。恰当地摄入含脂类食品可以避免脂溶性维生素 A、维生素 E、维生素 D、维生素 K 的缺乏。脂肪酸的营养价值已被肯定,其中亚油酸列为榜首。亚油酸不是通过高级动物机体合成,但它对高级动物的机体是必不可少的。亚油酸主要来自一些植物油,在机体内可转化为花生四烯酸酶,参与细胞膜系统的脂蛋白的合成,并在神经细胞结构中及神经系统起重要的作用。因此,神经系统发育健全的机体、胎儿和新生儿对亚油酸的需要量增加。妊娠期胎儿所需的亚油酸靠孕母膳食提供。出生后由母乳或新生儿食品供给。妊娠期孕妇增加含脂肪酸的膳食有利于胎儿的发育,尤其是神经系统的发育,也为优质的哺乳做好准备。葵花子油及其加工品中含有极丰富的亚油酸。

五、维生素

维生素对孕母和胎儿是必不可少的重要的营养物质。妊娠期如维生素摄入量不足或缺乏可导致流产及死胎。主要从食物中获取,分为脂溶性和水溶性。

(一)脂溶性维生素

脂溶性维生素多存在于植物性油脂内。动物的肝、蛋、鱼肝油、牛奶中的含量也较多。胎儿血中脂溶性维生素的浓度等于或略低于母血中的浓度。脂溶性维生素可以迅速通过胎盘。

1. 维生素 A 又称为视黄醇,是维持机体抵抗力,防止夜盲、促进生长的主要物质。孕妇需要量比非孕期多 30%~50%。维生素 A 缺乏可导致胎儿畸形、早产或死产及产后感染率增加。

2. 维生素 D 研究指出妊娠期不需过多地补充维生素 D 和钙。我国推荐孕妇每日膳食中维生素 D 供给量为 10 μg。

3. 维生素 E 维生素 E 是一种抗氧化剂,可以减少或阻止不饱和脂肪酸和维生素 A 的氧化,故在消化道中能保护维生素 A 免遭氧化破坏。母体中缺乏维生素 E 可使胎儿死亡或流产。国外一些产科医生对每位就诊孕妇均系统地补充维生素 E。

4. 维生素 K 维生素 K 广泛地存在于自然界,能促进肝合成凝血酶原及血浆因子

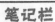

Ⅶ、Ⅸ、Ⅹ。从胎儿期到出生,维生素 K 的缺乏是最常见的,以至于造成新生儿严重的出血性疾病。在分娩前一周对孕妇进行维生素 K 肌内注射也可以预防新生儿出血性疾病的发生。

（二）水溶性维生素

1. 维生素 C　维生素 C 可使孕妇增加对疾病的抵抗力,并可辅助治疗一些过敏性、中毒性及传染性疾病。新鲜蔬菜和水果是维生素 C 的最好来源,我国推荐孕妇每日膳食中维生素 C 供给量为 80 mg。食物中所含的维生素 C 常在干燥、久储和加工过程中被破坏,也易被酸、碱和加热损坏。

2. 维生素 B　维生素 B 参与糖、蛋白质、脂肪代谢,可预防神经炎和维持正常饮食,亦为组织维持正常功能所必需。绿叶蔬菜中叶酸(维生素 B_9)的含量最多,粗粮中含维生素 B 较多。白菜、芥菜、瘦肉、蛋类中也含有丰富的维生素 B。叶酸是参与 DNA 和 RNA 合成的重要辅酶,尤其在细胞的生长和分裂中必不可少,对年幼的机体尤为重要。妊娠早期叶酸缺乏,可导致胎儿神经管缺陷畸形。叶酸的供给量应增加,我国推荐孕妇每日膳食中叶酸供给量为 0.8 mg,特别是在妊娠前 3 个月。人体不能合成叶酸,主要靠食物供给。在蛋白质的合成中,尤其是在 DNA 合成中,维生素 B_{12} 也是重要的辅酶。正常妇女每日需 2 μg。妊娠妇女为 4 ~ 5 μg。一般人体内贮存量为 300 ~ 600 μg。食物中的维生素 B_{12} 不受烹调的影响,来源不缺。妊娠期很少有缺乏维生素 B_{12} 的征象。

六、微量元素

（一）铁

铁缺乏是造成贫血最常见的原因。在所有贫血中缺铁性贫血约占妊娠期贫血的 90%。妊娠各期对铁的需求不一样。机体对食物中铁的吸收率为 4% ~ 11%。吸收率随储备量而变化:即铁贮备下降其吸收率上升。贫血的孕妇虽然铁和叶酸仍能运至胎盘及胎儿,但早产和死产发生率、新生儿发病率均高于正常孕妇。在孕期及时纠正贫血则胎、婴的预后要好得多。维生素 C 和稀盐酸有利于铁的吸收,应同时补充。食物中增加蛋白质及新鲜蔬菜,注意饮食菜类的多样化有助于各类营养物质的全面吸收。我国营养学会建议孕妇每日膳食中铁的供应量为 28 mg,因很难从膳食中得到补充,故主张妊娠 4 个月开始口服硫酸亚铁 0.3 g,每日 1 次。

（二）钙和磷

胎儿骨骼的形成需要钙和磷。孕妇每日需求量 1 ~ 2 g。钙与磷的需求比为 1:1。维生素 D 具有调节钙磷代谢作用,能促进钙的吸收。我国营养学会建议自妊娠 16 周起每日摄入钙 1000 mg,于妊娠晚期增至 1500 mg。

（三）锌

锌是生物体内许多蛋白质和酶的组成部分,参与 DNA 和 RNA 合成及蛋白质积累。对胎儿和婴儿出生后的生长发育颇为重要。若妊娠后 3 个月内摄入锌不足,可导致胎儿生长受限、矮小症、流产、性腺发育不良、皮肤疾病等。推荐孕妇于妊娠 3 个月后,每日从饮食中补锌 20 mg。

（四）镁

镁离子是某些酶的激活剂,凡以焦磷酸硫胺素为辅助因子的酶均需要镁作激活剂。这些酶均与糖和蛋白质的代谢密切相关,所以镁在糖和蛋白质的代谢中有极其重要的作用。镁离子对神经系统有抑制作用,低镁可使神经肌肉兴奋性增高。镁普遍地存在于食物中。青菜、胡桃、谷类等含量最多,其次为肉类及乳类。正常人每日镁的需求量为 200 mg 左右。妊娠期镁的需求量增加造成镁缺乏相对常见。缺镁可引起妊娠期间的某些疼痛综合征。国外曾报道,孕妇若镁摄入不足导致镁的负平衡,可引起子宫胎盘循环系统的血管痉挛,成为引起妊娠高血压疾病及宫内发育迟缓的原因。

（五）碘

碘是甲状腺素的组成部分。甲状腺素能促进蛋白质的生物合成,促进胎儿的生长发育。正常妊娠期甲状腺素功能增进,碘的需要量增加,我国营养学会推荐在整个妊娠期,每日膳食中碘的供给量为 175 μg。缺碘可引起孕妇甲状腺肿大。在地方性甲状腺肿的流行地区常见克汀病,患儿基础代谢降低及矮小痴呆等。海产品如海带、紫菜及海鱼中含碘量高。甲状腺素由碘与酪氨酸结合而成,食用碘的同时要多进食蛋白质才能合成甲状腺素,发挥碘的作用。

铜、锰及其他元素需求量目前很难做出估计并有争论。

第四节　妊娠期用药

妊娠是个特殊的生理期,期间各系统均有明显的适应性改变,药物在孕妇体内发生的药代动力学和药效变化也会与非妊娠期有明显的差异;药物可直接作用于胚胎,对其产生影响;也可间接通过生物转化为代谢产物后具有致畸作用。妊娠期母体代谢状态、胎儿的生长发育、胎盘功能变化都会影响药物的吸收、分布、代谢、排泄,对药物的毒性产生不同程度的影响。所以孕产妇要合理用药。

一、妊娠期药物代谢特点

（一）吸收

受妊娠期高雌激素、孕激素水平的影响,消化系统张力降低,动力下降,胃肠蠕动减慢,使吸收更加完全。胃酸和蛋白酶分泌减少,弱酸性药物吸收率降低,弱碱性药物吸收率增加。

（二）分布

药物在体内的分布与药物和组织、血浆蛋白的结合情况有关。从妊娠早期开始,血容量逐渐增加,妊娠 32 ~ 34 周达高峰并持续到分娩,使药物分布容积增加,血药浓度下降。血浆蛋白尤其是白蛋白减少,使游离状态的药物增多,一方面药物活性增加,另一方面易通过胎盘扩散进入胎儿体内,增加胎儿风险。

（三）生物转化

妊娠晚期,肝酶系统活力降低;高雌激素水平使胆汁在肝内淤积,影响药物生物转

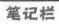

化与排泄。

(四)排泄

肾是药物排泄的主要器官,其次为肠道,很少部分通过唾液腺、汗腺排泄。从妊娠早期开始,肾血流量、肾小球滤过率逐渐增加,加速了药物经肾的排泄,使药物半衰期缩短。

(五)胎盘的屏障作用

在药代动力学上,胎盘的作用主要是转运功能、受体表达以及生物转化作用。随着妊娠进展,这些功能也发生相应变化。胎盘对药物的转运受药物本身理化性质影响。药物对胎儿作用的效果取决于剂量、持续作用的时间、通过胎盘的速度和程度,特别是用药时胎儿发育所处的阶段。而药物达到胎体的剂量又与药物的分子量、脂溶性和离子化程度、胎盘的功能及母体的代谢和功能有关。药物进入胎体后在肝、脑分布较多。由于胎儿各器官的功能均不成熟,分解药物的酶系统的活性也不如成人完善,因此,胎儿对药物的解毒功能和反应与成人明显不同。药物经胎盘转运有四种方式。

1. 单纯扩散 是主要的转运方式。药物按化学电位差从高浓度向低浓度扩散,差别愈大,扩散愈快。分子量<500 者易通过胎盘。多数药物的分子量为 240～400,故易于扩散。高脂溶性、不带电荷的分子转运快,如安替比林、硫喷妥钠等。低脂溶性、高度离子化的化合物,如琥珀胆碱则转运困难。

2. 易化扩散 一些非脂溶性物质借助于细胞膜上一定物质,如酶的帮助,从高浓度经细胞膜向低浓度扩散。目前认为是通过镶嵌在细胞膜上的多肽蛋白质进行的。这些载体系统与某些离子有特殊的亲和力。葡萄糖及其他糖类就以这种方式通过胎盘。

3. 主动转运 是指药物自低浓度向高浓度转运,它有一定载体系统,需要消耗一定能量,部分钠、钾离子,维生素和氨基酸是通过这种方式转运至胎儿的。

4. 特殊转运 有些药物须经胎盘代谢转变成能较快转运的物质。如核黄素经胎盘分解,到达胎儿血浆后再合成核黄素。

二、药物选择

孕妇在妊娠期间可能并发各种疾病而需应用药物。近年来研究药物对胎儿、新生儿的影响,特别在致畸方面进行了大量的工作,发现不少药物可通过胎盘影响胎儿。药物的毒性可直接作用于胎儿,也可影响胎盘功能。另一方面,由于一些药物可通过胎盘又可应用药物治疗宫内胎儿的疾病。药物对胎儿的影响可在出生后即发现,亦可在儿童期,甚至青春期才发现。

药物的致畸作用主要与药物性质、用药时胚胎发育阶段、胎儿遗传素质对药物的敏感性以及药物剂量的大小和用药时间的长短有关。胚胎受损最敏感的时间是器官处于高度分化、发育、形成阶段,也就是受精后 3～8 周,又称为妊娠的危险期用药宜特别慎重。妊娠期用药原则:①必须有明确指征,避免不必要的用药;②必须在医生指导下用药,不要擅自使用药物;③能用一种药物,避免联合用药;④能用疗效较肯定的药物,避免用尚难确定对胎儿有无不良影响的新药;⑤能用小剂量药物,避免用大剂量药物;⑥严格掌握药物剂量和用药持续时间,注意及时停药;⑦妊娠早期若病情允许,尽量推迟到妊娠中晚期再用药;⑧若病情所需,在妊娠早期应用对胚胎、胎儿有害的致畸药物,应先终止妊娠,随后再用药。

三、常用药物和特殊用药

(一)产科常用药物

产科常用药物有抑制子宫收缩药物、促进子宫收缩药物、促宫颈成熟药。

1. 抑制子宫收缩药物　硫酸镁、盐酸利托君。

(1)硫酸镁　硫酸镁是一种产科的常用药,多用于妊娠期高血压疾病和早产的预防和治疗。2016 年 01 月,美国妇产科医师学会发布的第 652 号硫酸镁在产科的使用专家共识中指出,在有合适的产科指征和适当的治疗持续时间的情况下,对于可能在 1 周内早产的孕妇,延长妊娠时间(最长 48 h)以便应用皮质类固醇激素促胎肺成熟治疗。用法:25% 的硫酸镁 16 ml 加入 100 ml 的 5% 葡萄糖溶液中,在 30～60 分钟内静脉滴注完,以后以 1～2 g/h 的剂量维持,每日总量不超过 30 g。

(2)盐酸利托君　用于预防、治疗妊娠 20 周以上的早产及流产。用法:静脉滴注时取 150 mg 用 500 ml 静脉滴注溶液稀释为每毫升 0.3 mg 的溶液,于 48 小时内使用完毕。开始时,应控制滴速使剂量为每分钟 0.1 mg,并逐渐增加至有效剂量,通常保持在每分钟 0.15～0.35 mg,待宫缩停止后,至少持续输注 12 小时。口服时每日总剂量不超过 120 mg。

2. 促进子宫收缩药物　缩宫素、卡前列素氨丁三醇注射液、卡贝缩宫素、米索前列醇片、卡前列酸栓。

(1)缩宫素　用于引产、催产、产后及流产后因宫缩无力或缩复不良而引起的子宫出血;了解胎盘储备功能(催产素激惹试验)。用法:引产或催产静脉滴注,一次 2.5～5 U,用氯化钠注射液稀释至每 1 ml 含有 0.01 U。静脉滴注开始时每分钟不超过 0.001～0.002 U,每 15～30 分钟增加 0.001～0.002 U,至达到宫缩与正常分娩期相似,最快每分钟不超过 0.02 U,通常为每分钟 0.002～0.005 U。控制产后出血每分钟静滴 0.02～0.04 U,胎盘排出后可肌内注射 5～10 U。

(2)卡前列素氨丁三醇注射液　适用于常规处理方法无效的子宫收缩弛缓引起的产后出血现象。常规处理方法应包括静脉注射催产素、子宫按摩以及肌内注射非禁忌使用的麦角类制剂。用法:起始剂量为 250 μg 卡前列素氨丁三醇无菌溶液 ,做深部肌内注射。总剂量不得超过 2 mg(8 次剂量)。

(3)卡贝缩宫素　用于选择性硬膜外或腰麻下剖宫产术后,以预防子宫收缩乏力和产后出血。单剂量静脉注射 100 μg (1 ml)卡贝缩宫素只有在硬膜外或腰麻醉下剖宫产术完成婴儿娩出后,缓慢地在 1 分钟内一次性给予。也可以在胎盘娩出前或娩出后给予。

(4)米索前列醇片　在服用米非司酮 36～48 小时后,单次空腹口服米索前列醇 0.6 mg。肛塞、嚼服预防产后出血。注意事项:部分早孕妇女服药后有轻度恶心、呕吐、眩晕、乏力和下腹痛。哮喘禁用。

(5)卡前列酸栓　适应于终止妊娠和防治宫缩迟缓所引起的产后出血。用法用量:胎儿分娩出后舌下含服或阴道给药,贴附于阴道前壁下1/3处,约2分钟。不良反应:恶心、呕吐、腹泻、体温升高、面部潮红。

3. 促宫颈成熟药物 地诺前列酮栓。

地诺前列酮栓是控释前列腺素E2(PGE2)阴道栓剂,适用于足月妊娠、宫颈评分≤6分、单胎头先露,有引产指征且没有母婴禁忌证。用法用量:一次10 mg,置于阴道后穹窿深处,平卧半分钟。12小时后或出现规律性宫缩时取出。偶见胃肠道反应、发热、低血压。如果出现子宫收缩过强,伴或不伴胎儿窘迫,此时建议立即取出。

（二）产科特殊药物

产科特殊药物有:镇静催眠药、解热镇痛药、利尿药、抗生素、抗甲状腺药、抗癫痫及抗惊厥类药、抗过敏药、抗肿瘤药物、抗糖尿病药、抗凝血药。

1. 镇静催眠药

（1）巴比妥类 较长时间应用此类药物的孕妇,其先天性畸形婴儿的发生率比对照组明显增高。最常见的畸形为新生儿腭裂及唇裂,还可见到无脑儿、四肢畸形、两性畸形、先天性髋关节脱位、颈部软组织畸形、尿道下裂、多指(趾)及副耳等。

（2）非巴比妥类药物 安定,孕早期应用安定,胎儿发生唇裂及(或)腭裂的相对危险比对照组大4~6倍。也有报道孕早期用此药可造成心脏异常,孕晚期及分娩期用此药可造成新生儿肌无力、窒息等。

2. 解热镇痛药

（1）阿司匹林 孕妇服用阿司匹林,早期可致神经系和肾畸形,晚期则可影响血小板的凝血机制而使胎儿和新生儿发生头部血肿、便血等;分娩前小剂量应用,可在57天内使出血时间延长,导致产后大出血;大剂量应用可使胎儿的动脉导管提前关闭,导致胎儿肺动脉高压和心肺的并发症。此外,易使新生儿黄疸和颅内出血的发生率增高。

（2）吲哚美辛(消炎痛) 较长时间服用可造成胎儿肺动脉系统管壁平滑肌肥厚,导致新生儿持续性肺动脉高压及胎儿、新生儿出血倾向。

3. 利尿药

（1）噻嗪类 此类药物可能引起母体电解质紊乱,高血糖症及高尿酸血症。母体的这些并发症对胎儿造成不良影响,甚至导致胎儿死亡。孕中期、晚期及分娩期服用此类药物,可导致胎儿、新生儿血小板减少,血糖过低及血胆红素过高,造成新生儿黄疸。

（2）呋塞米(速尿) 分娩期用此类药物,新生儿偶有发生电解质紊乱者。因此,应密切观察新生儿的临床及生化学变化。

4. 抗生素

（1）磺胺药 磺胺药容易通过胎盘。由于胎儿对磺胺乙酰化灭活能力低、排泄慢,故胎儿血浓度可高于母体,尤其是长效磺胺类在胎儿体内可存留6~7天之久。在妊娠晚期忌用磺胺类药物,哺乳期亦须慎用。

（2）链霉素 可引起第8对脑神经损伤的听力障碍。尤其是孕早期用此药还可造成胎儿多发性缺陷、小肢症等。

（3）甲硝唑 动物实验表明,孕早期应用此药可造成胎儿先天性肿瘤。在人类由于其致癌潜在危险未能排除,故孕妇应慎用。此外还可进入乳汁而引起新生儿血液及神经障碍。

（4）四环素类　易通过胎盘进入乳汁，为孕期典型致畸药。孕早期服用易引起胎儿小肢畸形或先天性白内障；孕晚期服用可使胎儿牙釉质发育不良、四环素荧光物质沉积在牙釉，并影响胎儿骨质和体格发育导致宫内发育迟缓。

（5）氯霉素　孕妇使用后可引起"灰婴综合征"，以致新生儿死亡。氯霉素还可抑制新生儿造血功能。

5.抗甲状腺药　胎儿甲状腺在妊娠第4个月开始有功能，孕妇妊娠4个月以后服用甲状腺药物，则可引起新生儿甲状腺肿，并干扰甲状腺-垂体轴的发育，故有人主张在妊娠中期后用药时，同时给予小剂量的甲状腺素片。甲基硫脲嘧啶和丙硫脲嘧啶口服后迅速被吸收，并从尿、乳汁中排出。此药极易通过胎盘引起胎儿甲状腺功能减退及代偿性甲状腺肿大（先天性甲状腺肿）、智力发育及骨生长迟缓，甚至呆小病。

6.抗癫痫及抗惊厥类药物　苯妥英钠，孕早期较长时间使用苯妥英钠可造成胎儿多系统畸形，如小头畸形、鼻梁宽而塌陷、眼睑下垂、指（趾）骨发育不全、智力低下等。

7.抗过敏药　苯海拉明可致震颤、腹泻、呼吸抑制、戒断症状。氯苯那敏（扑尔敏）、茶苯海明、盐酸美克洛嗪致胎儿肢体缺损、兔唇、腭裂、脑损伤、肝受损、呼吸抑制。

8.抗肿瘤药　早期妊娠应用可导致胎儿停止发育、流产和先天性畸形。烷化剂具有致畸作用，可使胎儿发生多发性缺陷。6-巯基嘌呤和甲氨蝶呤可致胎儿小颌症、颅骨发育不全、耳畸形、腭裂、生长迟缓、脑积水、脑膜膨出。环磷酰胺可致四肢缺陷、外耳缺陷、腭裂。白消安可致多发畸形。

9.抗糖尿病药　甲苯磺丁脲可致新生儿低血糖。也可使胎儿发育异常。

10.抗凝血药　双香豆素可使胎儿神经萎缩、小脑畸形及智力低下。华法林可致胎儿鼻发育不全、小眼、发育迟缓、癫痫、胎儿死亡等。

四、产科常用药物药理

（一）抑制宫缩药物

1.硫酸镁　药理作用：镁离子直接作用于子宫平滑肌细胞，拮抗钙离子对子宫收缩的活性，能抑制子宫收缩，预防早产，增加胎盘血流量，改善胎儿胎盘功能。不良反应：潮热、出汗、口干，快速滴入可出现恶心、呕吐、心慌、头晕，减慢滴速症状可消失。肾功能不全、剂量大时可发生血镁积聚而发生中毒，表现为反应迟钝、腱反射消失、呼吸抑制及心跳停止（正常孕妇血清镁离子浓度 0.75 ~ 1 mmol/L，治疗有效浓度为 1.7 ~ 3 mmol/L，若血清镁离子浓度超过 3 mmol/L，即可发生镁中毒）。使用硫酸镁必备条件：①膝腱反射存在；②呼吸≥16 次/分；③尿量≥17 ml/h 或≥400 ml/24 h；④备有 10% 葡萄糖酸钙。

2.盐酸利托君　药理作用：作用于子宫平滑肌 β$_2$ 受体，抑制子宫平滑肌的收缩频率和强度，有效延长孕周，阻止早产。注意事项：静滴时应保持左侧卧位，要求孕妇心率<140 次/分钟；使用前须做糖尿病筛查，如确诊为妊娠期糖尿病者，须慎用；静脉滴注结束前 30 分钟改口服，应及时记录服药时间，密切观察效果；若长期静滴，输液量应控制在每天 1000 ml 以下，以免发生肺水肿，并观察有无低钾反应。

（二）促进宫缩药物

1. 缩宫素　药理作用:为多肽类激素子宫收缩药。①刺激子宫平滑肌收缩,模拟正常分娩的子宫收缩作用,导致子宫颈扩张。子宫对缩宫素的反应在妊娠过程中逐渐增加,足月时达高峰。②刺激乳腺的平滑肌收缩,有助于乳汁自乳房排出,但并不增加乳腺的乳汁分泌量。不良反应:偶有恶心、呕吐、心率加快或心律失常。大剂量应用时可引起高血压或水滞留。

2. 卡前列素氨丁三醇注射液　药理作用:肌内注射卡前列素氨丁三醇可刺激妊娠子宫肌层收缩,类似足月妊娠末的分娩收缩,尚无法确定这些收缩是否由于卡前列素直接作用于子宫肌层而引起。产后妇女使用后,子宫肌肉收缩可在胎盘部位发挥止血作用。卡前列素氨丁三醇亦可刺激人类胃肠道的平滑肌,当卡前列素氨丁三醇用于终止妊娠或产后使用,常见可引起呕吐或腹泻或两者均有。实验动物和人类使用后可使体温升高。实验动物和人类使用大剂量的卡前列素氨丁三醇后能引起血压升高,这可能与其引起血管平滑肌收缩有关。

3. 卡贝缩宫素　药理作用:卡贝缩宫素是一种合成的具有激动剂性质的长效催产素九肽类似物。卡贝缩宫素的临床和药理特性与天然产生的催产素类似。像催产素一样,卡贝缩宫素与子宫平滑肌的催产素受体结合,引起子宫的节律性收缩,在原有的收缩基础上,增加其频率和增加子宫张力。在非妊娠状态下,子宫的催产素受体含量很低,在妊娠期间增加,分娩时达高峰。因此卡贝缩宫素对非妊娠的子宫没有作用,但是对妊娠的子宫和刚生产的子宫具有有效的子宫收缩作用。不论是静脉注射还是肌内注射卡贝缩宫素后,子宫迅速收缩,可在 2 分钟内达到一个明确强度。单剂量静脉注射卡贝缩宫素对子宫的活性作用可持续大约 1 小时,因此足以预防刚生产后的产后出血。

4. 米索前列醇片　药理作用:软化宫颈、增强子宫张力及宫内压作用。具有 E 型前列腺素的药理活性,对胃肠道平滑肌有轻度刺激作用,大剂量时抑制胃酸分泌。

5. 卡前列酸栓　药理作用:天然前列腺素 $F_2\alpha$ 的衍生物,有增加子宫收缩频率和收缩幅度,增强子宫肌收缩力的作用。

（三）促宫颈成熟药物:地诺前列酮栓

药理作用:通过释放前列腺素 E_2,激活内源性前列腺素产生,促宫颈成熟。宫颈成熟包括明显的宫颈肌肉纤维松弛,必须从僵硬结构转变为柔软结构,使结构扩张允许胎儿从产道娩出。

（徐州医科大学附属医院　周　洁　何晓娟）

第八章

助产伦理与医患沟通

第一节　助产伦理

古希腊希波克拉底曾说过，"知道患有某病的人是什么样的人，比知道该人所患的是什么样的疾病，更重要得多"。意思就是要做一名好医生，"需要一个科学家的头脑和一颗传教士的心灵"。医学是人学，应以人为本。医学与伦理密不可分，归根到底取决于创造和践行了医学伦理的人——医者。中国古语"医乃仁术"劝诫医者要有仁爱之心，对患者要有慈爱、关怀之情，正体现了医学与伦理的同一性。医学伦理学，是指以医德为研究对象的一门科学，是人类尤其是医者认识医德生活的产物。如今社会，随着经济全球化、科技网络化以及文化多元化的全面渗透，使得生命科学与医学的诸多领域充满了道德纷争和伦理挑战。

一、基本概念

"伦"本意为辈分、人伦，"理"本意为玉石的纹理。伦理（ethic）一词源于希腊语，原意为公共场所和驻地，后通常是指人们处理相互关系所应遵循的道理和规则。它是人际关系的法则，是自由实现的法则。"伦理"与"道德"在通常的语境和注释中易于混用，其实它们是有差异的。道德，是指人们之间的道德关系和较高的律令或规范，即"最好应该"；伦理，则是指有关这种关系具体的律令或规范，即"必须应该"。道德表达的是最高意志，伦理是次高的、具体的，表述的是社会规范的性质。德国古典哲学家黑格尔在《法哲学原理》对两者做出区分：道德与个体联系在一起，而伦理与国家和社会联系在一起。伦理学是指专门、完全以道德作为研究对象的学说体系，即研究道德现象并揭示其起源、本质、作用及其发展规律的学科或科学。从一定意义上说，伦理学是对道德生活的哲学概括，所以伦理学也称道德哲学。伦理学的类型包括规范伦理学和非规范伦理学，规范伦理学分为普通规范伦理学和应用规范伦理学，非规范伦理学则分为描述伦理学和元伦理学。

"神农尝百草"和"伏羲制九针"是我国古代的医学传说，一方面体现了人类早期逐步在生活实践中认识药性、摸索治疗疾病方法的过程，另一方面充分体现了古朴的医德意识随着医学的发展而逐步萌生。从奴隶社会末期西周到封建社会早期,尤其是春秋战国时期,由于生产力的发展和思想文化的繁荣,我国出现了"百家争鸣"的局面,知识分子中不同学派涌现及各家族之间流派争芳斗艳,尤其是儒家、道家、墨家有关自然和人性思想的探讨和深化,为医学理论和医学伦理思想带来了深远影响,由此形成了初步的框架体系。"仁"是儒家思想的核心,"仁者爱人""泛爱众"便是最好的体现,儒家对医生的道德修养提出了"医乃仁术"的根本要求,强调医学是"救人生命"和"活人性命"的专门技术。"医乃仁术"贯穿中国医学道德全部内容之中。秦汉三国时期是中国经验医学的开始,一是科学逐渐与迷信分离,二是开始重视观察的作用,三是专业医生大批出现,新的医患关系出现,是医巫分家的实践转变时期。魏晋南北朝时期,把医德作为理论医学的重要内容加以继承和发扬。隋唐时期,我国封建社会走向繁荣鼎盛,医德理论也不断发展,不仅建立了医德准则和规范,使医疗行为有所遵循,对医者进行医德教育和评价,而且还紧密综合临床实践,使伦理渗透于医理之中。正是在这时期,以孙思邈为代表的医家,以尊重人和爱护人的生命为崇高的医德目标,发展了传统的"生命神圣"论的医德学说,使之逐渐系统化,提出了内容比较全面的医德规范,形成了一个比较完整的体系,成为我国古代医德思想发展史上的重要里程碑。唐代之后,医德理论和规范在临床实践中又经过后世医家的不断补充、发展而趋于完善。特别是一些具有医师道德规范性质的医德著作不断问世,成为我国古代医德思想走向成熟的重要标志。

国外的医学伦理学发展也有着悠久的历史。《希波克拉底誓言》作为西方医学道德的典范,是西方医学史上第一部医德文献,已经沿用了两千多年。近代欧洲文艺复兴运动冲破中世纪封建宗教的黑暗统治,强大的人道主义思潮将医学从宗教统治和经院哲学的捆绑中解放出来,使医学人道主义成为近代医学道德的中心内容。国外医学伦理学的发展经过四个重要历史时期:一是希波克拉底时代,医学道德来自人们朴素的自然观、道德观;二是黑暗的中世纪,以《祷文》为代表的医学道德规范,具有浓厚的神学色彩,医学伦理学以神正论为指导,其表达几乎是宗教教义的具体化;三是文艺复兴时期以后,人正论取代了神正论,人道主义开始唤起良知,自由、平等与博爱深刻地影响了医患关系,这是人类伦理思想,也是医学伦理学发展的重要时期;四是近现代与后现代时期,医学道德日益由医生、患者等个体的道德发展为社会公益道德,哲学上的价值论、功利主义、公益论开始影响和指导医学伦理选择,高新医学技术和新的死亡观念以及发达的经济社会背景,使医学伦理学理论发生重大转折,医学伦理学开始向生命伦理学过渡,生命伦理学逐渐兴起、形成与发展,医学伦理学进入新的历史时期。

二、助产伦理及其准则

作为医学或临床医学中的一门学科,妇产科学的伦理学内容可包括三个部分:美德、义务和公益。美德:美德(virtue)是讲应该做一个什么样的人、什么样的医生。具备仁爱、恻隐之心都是一个助产人员应有的美德。义务:义务(obligation)是讲应该做什么? 一个人应该做什么与他的社会角色、义务、工作有关。助产人员则要随时关注产妇的产程变化。公益:公益(social good)是讲一个单位、机构、部门乃至整个国家应该采取什么样的政策、战略、制度和立法来促进公共的利益。对于医疗卫生机构,应该

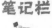

合理分配资源等。伦理学是研究"为人之道"或"为人之学"等道德的学问,以指导人们如何做人,如何做一个道德高尚的人为目的。在西方文化中,伦理学被称为道德哲学或道德科学,职业道德(professional morality)是指从事一定正当职业的人们,在职业生活和从事本职工作过程中应遵循的行为规范的总和。其中专门研究职业道德的伦理学被称为职业伦理学。由此我们可以认为助产伦理学则是运用一般伦理学原理研究和指导助产领域的道德现象、道德关系、道德问题和道德建设的学说和理论。换言之,助产伦理是用来制约助产行为的一系列道德原则。发展助产伦理,有利于助产人员在伦理层面建立起对工作的敏感度,认清自身的道德立场及偏见,有利于助产人员在面临伦理困境时,能够有原则可循,做出正确的伦理决策,减少患者的痛苦,提高助产服务品质。

《国际助产伦理准则》从助产人际关系、助产士实践准则、助产士职责及继续教育等方面阐述了助产人员应遵守的伦理准则。英国、澳大利亚、中国台湾等国家和地区相继颁布了具有地域特色的助产伦理准则来指导助产士的临床实践决策和活动,为建立系统规范的助产伦理体系起到了提纲挈领的作用。然而,中国大陆尚未有相关的适合本国国情的助产伦理法则,这不利于中国助产伦理体系的发展和完善。

三、助产伦理问题

我们的医学行动,必须有关于具体行动的决定、裁判或结论做出的预判和判断。伦理学主要解决是否应该行动的问题,而伦理学理论是原则和规则有机联系的系统。原则比规则更普遍、更基本,原则是规则的基础。伦理学理论要求当原则与规则冲突时,使用二级或三级原则和规则,其程序是:判断和行动—规范—规则—原则—理论。这个程序可以被助产人员用于解决临床问题。以小赵为例:

小赵,24岁,已孕,第1胎。患者因害怕疼痛坚决要求剖宫产。小赵在怀孕期间定期产检,均无异常。待产住院检查,骨盆外测量、产道条件、彩超结果、胎心监护均正常。

助产人员应对其病情做充分的评估,小赵的各种条件均适合阴道试产,在小赵具有自主及知情选择权的条件下,助产人员应与其建立信任,对其进行充分的说明:阴道试产损伤小,恢复快,孩子经过产道的挤压发育更完全、更健康,但阴道试产并不排除产程进展慢、孩子耐受不了顺产的挤压而造成缺氧、新生儿可能会形成头皮血肿等,剖宫产可能会有术中出血多、脏器损伤、胎儿损伤、感染、切口愈合不良,孩子会肺部发育不好等问题,而且对再次怀孕也有影响。那么,助产人员在诊治小赵时须经过如下几个步骤。

1. 判断和行动　助产人员要结合患者的家庭背景、社会阅历以及个人工作经验,对患者的病情做出正确的判断和行动。我们学习助产伦理,就是要学会用规则、原则来指导我们的思考和判断,尽量减少因个人偏见而导致的错误判断。助产人员要根据小赵的自身条件来判断最适合她的生产方式。

2. 规范　助产人员在工作当中要严格遵守医德规范:①救死扶伤,忠于职守;②钻研医术,精益求精;③平等交往,一视同仁;④举止端庄,语言文明;⑤廉洁行医,遵纪守法;⑥诚实守信,保守"医密";⑦互尊互学,团结协作。助产人员在医德规范下跟小赵的交流,可以很快地获得小赵的信任。

3. 规则　规则有多种形式,指导着日常生活。Beauchamp 和 Childress 将规则划分为实体规则、法令规则和程序规则。实体规则如隐私权、告知权或保密权等,法令规则由国家或者其所属部门颁发,程序规则是应予以遵循的行为规范。在这个案例中,助产人员应将告知权视为与小赵建立信任关系的最重要的环节。

4. 原则　西方学者应用较多的基本原则如下。

(1)尊重与自主　助产人员在诊疗行为中应尊重病人人格、利益、自主、隐私等。尊重患者的自主性,保证病人自己做主,理性地选择诊治决策的伦理原则。在小赵的案例中,助产人员在跟患者充分说明两种分娩方式的利弊后,要尊重患者的选择。

(2)有利与不伤害　把有利于病人健康放在第一位并切实为病人谋利益的伦理原则。案例中助产人员对小赵说明两种分娩方式的利弊,就是为患者充分考虑,保证其利益最大化。

(3)公正与互助　公正原则是在医学服务中公平、正直地对待每位病人的伦理原则。公正原则应该体现在两个方面,即人际交往公正和资源分配公正。互助原则即医学服务中互相合作、互相帮助的伦理原则。在很多情况下这是人们都期望得到的。医务人员公平对待患者是非常重要的,助产人员耐心倾听患者的心声就体现了这一原则。

5. 理论　主要包括道义论、功利论、美德论、生命论。

(1)道义论　道义论强调依据善的准则而行动,认为人应该履行义务。作为一名助产人员,对孕产妇、婴幼儿都应履行义务。但很多时候对不同对象履行的义务是矛盾的。这就需要对义务进行优先排列。

在上述例子中,助产人员对小赵以及她肚子里的孩子都具有义务,有义务为他们分别选出最佳选择。而最终的决定选择权在小赵手里。

(2)功利论　功利论强调行为的结果,把行动的实际效用当作衡量善恶的标准。主张的是"为最大多数的人做最大多数的善事"。任何决策、行为都被视为一把双刃剑,一面是行为带来的好处,另一面是产生的危害。有必要把剑锋指向好的一面,并尽可能防止危害的产生。

(3)美德论　美德论以品德、美德和行为者为中心,研究和探讨人应该具有什么样的道德品质,有道德的人是什么样的人,人应该具有什么样的品德或品格。医学美德主要有五个方面的内容:仁慈、诚挚、严谨、公正和节操。

(4)生命论　生命论是关于人们对生命所持的价值观念的理论,主要包括三个方面的理论:生命神圣论、生命质量论、生命价值论。生命神圣论主张人的生命是至高无上的,一切生命都是神圣的,有价值的,是不可侵犯的。

生命论过高地强调了生命的价值,有时对于患者来说却并不一定是最好的选择。美德论和道义论在现如今的医疗环境实施起来比较复杂、麻烦。而功利论强调结果,往往是现在的医疗环境最注重的地方。在处理具体临床问题时,也应注意个体原则,具体问题具体分析。

第二节　医患沟通

当父母在教育孩子时,当新生儿饿了哭着向母亲要奶吃时,当医务人员与患者交谈时,人们都在进行着同样的事情——沟通。没有沟通,就不会有人与人之间的交互作用,不会有秩序、纪律,也不会有团体、企业、社会和政府的存在。沟通既是一门科学,又是一门艺术。良好的沟通能让双方得到各自需要的信息,增进彼此的了解,让双方在心情愉悦中达成共识。医患沟通是在沟通的基础上限定了双方的关系,医生和患者信息不对等,因此良好的医患沟通尤为重要。良好的医患沟通可以是使患者更加信任医务人员,更有利于协助、配合治疗,使医务人员更快速地解决患者的病痛,为更多的患者服务,能够使双方信息交流更方便、快捷,促进医患双方情感交流。尤其对于助产人员来说,孕产妇心理、生理方面都具有一些特殊性,这就使得有效的沟通更为关键、重要。因此,沟通是助产人员在实践中需要锻炼的重要内容,也是需要掌握的必备技能之一。

一、基本概念

"沟通"一词译自英文"communication",意指信息的传递、交流等。沟通是人际间通过全方位的信息交流,建立共识、分享利益并发展关系的过程。其核心内涵是:人与人相互理解、相互信任。人际交流的全方位信息,包括人的四种语言信息即口头语言、书面语言、肢体语言及环境语言。沟通是临床医疗的重要组成部分,在医学领域,建立和维持人际关系、收集和共享信息、解释病情、讨论治疗方案、解决疑难问题、给予安慰、缓解痛苦和悲伤、做出基于事实的最佳决策等都需要进行沟通。因此,沟通能力是助产人员应该具备的核心能力之一。

(一)医患沟通

医患沟通(doctor-patient communication)可以分为狭义和广义两种。

1. 狭义的医患沟通　是指在医疗卫生和保健工作中,医患双方围绕伤病、诊疗、健康及相关因素等主题,以医方为主导,通过全方位信息的交流,科学地指引诊疗患者的伤病,使医患双方达成共识并建立信任合作关系,达到维护人类健康、促进医学发展和社会进步的目的。总而言之,医患之间的沟通不同于一般的人际沟通,是医患双方为了治疗患者的疾病,满足患者的健康需求,在诊治疾病过程中进行的一种交流。

2. 广义的医患沟通　是指各类医务工作者、卫生管理人员及医疗卫生机构,还包括医学教育工作者,主要围绕医疗卫生和健康服务的法律法规、政策制度、道德与规范、医疗技术与服务标准、医学人才培养等方面,以非诊疗服务的各种方式与社会各界进行的沟通交流,如制定新的医疗卫生政策、修订医疗技术与服务标准、公开处理个案、健康教育等。它不仅涉及医患之间矛盾的处理,还涉及社会矛盾在医患之间的反映,如"看病难、看病贵"的问题,处理此类问题需要社会的广泛沟通。

(二)沟通方式

鲍威尔(Powell)认为,沟通大致可以分为五种层次,其分类主要按照信任程度的高低。信任感越强,彼此分享感觉的程度就越高。

1.一般性交谈　又称为陈词滥调式沟通,它是参与程度最差的沟通方式,也是彼此分享感觉最差的一种。在这个层次的沟通中,双方只是表达一些表面的、肤浅的、社会应酬性的话题。例如:"今天天气不错"等。

2.陈述事实的沟通　是一种只罗列客观事实的说话方式,不加入个人意见或牵涉人与人之间的关系。例如:"今天我做了心电图和 B 超"。

3.分享个人的想法和判断　当一个人开始以这种方式沟通时,说明他已经对对方有了一定的信任,因为这种沟通方式必须将自己的一些想法和判断说出来,并希望与对方分享。例如:病人可能向助产人员提出对于自己病情的一些想法。

4.分享感觉　当两个人在分享感觉的层次上进行沟通时,其中一个人会很愿意告诉对方他的想法以及对一些事件的看法,他们将彼此分享感觉。这样的分享是有建议性的而且是健康的。

5.沟通高峰　是指互动双方达到了一种短暂的、一致的感觉,或者不用对方说话就知道他的体验和感觉。它是医患双方分享感觉程度最高的一种沟通方式,也是沟通所达到的最理想境界。

上述五种沟通方式均有可能发生在医患关系的沟通之中。在沟通过程中应重视让对方自如地选择其所希望采取的沟通方式,而不要强迫其不自然地进入更高层次的沟通方式。

二、基本要素

沟通过程由以下七种要素组成:信息背景、发送-接收者、信息、反馈、渠道、干扰和环境。

1.信息背景　信息背景(message backgr-ound)是指互动发生的场所环境及事物,是引发沟通的理由,是每个互动过程的重要因素。海因(Hein)认为:一个信息的产生,常受信息发出者的经验、对目前环境的适应以及对未来的预期等影响,这些就称为信息的背景因素。因此,要了解一个信息所代表的意思,必须考虑背景因素,不能只接收信息表面的意义,还必须注意到信息背景的含义。

2.发送-接收者　在沟通中,人们要分享信息、情感和思想。这种分享不是单向的,而是一个双向往返的过程。即一个人发出信息,其他人接收,然后这种过程逆向进行。在大多数沟通中,人们是发送-接收者(send-receiver),即在同一时间既发送信息又接收信息。

3.信息　信息(message)是指发送-接收者所要分享的观念、思想和情感的具体内容。思想和情感只有在表现为符号时才能得以沟通。符号(symbol)是表示事物的某种信号。所有的沟通信息都是由两种符号组成的:语言符号和非语言符号。语言符号(verbal symbol)是用来表示某一特定事物或思想的语言中的每一个词。非语言符号(nonverbal symbol)是不用词语进行沟通的方式,如面部表情、手势、身体形态、语调和外表等。

4.反馈　反馈(feedback)是发送-接收者互相之间的反应过程和结果。例如医生向患者说明适合其疾病的治疗方案,患者表示认可赞同,这就是反馈。

5.渠道　渠道(channel)也有人称途径、信道、媒介或通道,是指信息由一个人传递到另一个人所经过的路线,是信息传递的手段。不同的信息内容要求采取不同的渠道进行传递。在面对面的沟通中,渠道主要是声音和视觉,沟通的双方在相互听和看。在大众传媒中常利用电脑、电视机、报纸和杂志等渠道。一些非语言信息还可以通过表情、手势、着装等渠道传递。

6.干扰　干扰(disturbance)也称为"噪声",是指发生在发送者或者接收者之间或者来源于外部环境的所有妨碍理解和准确解释信息传递的障碍。它包括三种形式:外部干扰、内部干扰和语义干扰。

外部干扰来自于环境,它妨碍信息接收或理解。如环境中的嘈杂声,或过冷过热等不适的环境都有可能干扰沟通的进行。内部干扰指发送-接收者的注意力集中在与这次沟通无关的事情上。如医生与病人交流时,病人的注意力集中在隔壁床的小孩子或者窗外的风景。语义干扰是由人们对词语情感上的反应而引起的。许多人不听使用亵渎语言的讲话,因为这些词语是对他们的冒犯。

7.环境　环境(setting)指沟通发生的地方,能对沟通产生重大的影响。包括物理的场所、环境,如病房、办公室、饭店等。正式的环境只适合进行正式的沟通。

在很多情况下,当环境变化时,沟通也发生变化。比如在多人间和在单人间医生问患者同样的比较隐私的问题,患者的反馈可能是不一样的。

当然,所有的沟通都是由发送-接收者、信息、渠道、反馈、噪音和环境构成的。每次人们在进行沟通时,这些因素都有所不同。然而,它们并不是影响沟通的所有因素,沟通还受我们所赋予它的内容的影响。

三、沟通技巧

(一)语言沟通

语言的魅力是无穷的,"良言一句三冬暖,恶语伤人六月寒",掌握恰当的语言沟通技巧十分重要。

1.听　沟通时提倡让孕妇先说自身状况,助产人员先学会听。一是要边听边记,注重收集信息;二是要边听边思考,能听出言外之意,感受到孕妇的思想与情感;三是边听边开导,引导孕妇说出我们需要了解的信息。

2.会说　沟通的技巧还要求助产人员摒弃过去的"哑巴"沟通模式,要善于使用美好语言,发挥语言的积极作用。一是运用礼貌性语言,见面之初首先建立和谐的医患关系,为沟通打好基础;二是运用安慰性语言,让处在焦虑和不安中的孕妇感受到医务人员的关心,拉近双方的心理距离;三是使用鼓励性语言,为孕妇提供精神力量支撑,让患者有信心获得健康,尤其是对于产时和产后的孕产妇,应积极鼓励她们,提前预防和发现产后抑郁;四是对存在错误想法的患者要善于使用劝说性语言,劝导孕妇科学对待自身病患,不要相信歪门邪术。此外,说话时注意用词准确,注意说话的语速、语调、语气等,也会增强沟通效果。

3.会不说　一是要避免刺激性语言。孕妇有些缺乏专业知识,而且又处在特别的焦虑的心理状态下,如果受到指责等不当语言的刺激,极易造成难以弥补的后果。二是避免消极语言。有些打算顺产的孕妇是害怕疼痛、态度不坚定的,助产人员的一句无意的消极提示,有可能摧毁病人的勇气。

(二)非言语沟通

非言语的信息传达包括眼神、表情、动作等,在沟通中所起的作用是言语不能替代的。

1. 通过面部表情与眼神沟通 助产人员在与孕妇沟通时,要注意目光的交流。既不是一直在看着孕妇,也不是一眼都不看,而是做合适的停留。在两人沟通时,正常的目光交流时间为 5～15 s,沟通时,一般眼光可停留在对方眼部附近的任何部位,不要直视对方的双眼,也不要看向别处。

面部表情应尽量放松,微微一笑,嘴角上扬,眼神温柔,这样能够拉近与孕妇的关系,取得孕妇的信任。在自身面部放松的同时,更要细心观察孕妇的面部表情,根据面部表情推测孕妇目前状态。例如待产的孕妇面部表情一阵一阵的痛苦,可能是出现宫缩,可以以此判断产程进展情况。

2. 通过身体姿态沟通 助产人员在与孕妇沟通的过程中,不要僵硬笔直地站着,而是自然放松的姿态,不时地移动着,使沟通更自然。在沟通中,在孕产妇腹痛时,帮助其翻身、躺下等都会增进双方的关系。如诚恳、友善地点头,就会让孕产妇感受到被理解、被同情、被尊重。

3. 通过调节人际距离沟通 人际距离是交往双方之间的距离。助产人员要有意识地控制与孕产妇的距离,过远会使双方关系疏离,过近可能会让孕妇有压迫感。

最后,因为孕产妇生理及心理上的特殊性,保护其隐私尤为重要。当沟通的内容涉及孕产妇的隐私时,要注意保护,不要传播给与治疗无关的人员,更不能当笑料或趣闻四处播散。如有必要转达给他人时,应告诉患者以征得其同意。

四、影响因素

沟通的效果受很多因素的影响,概括起来主要有两大类。

(一)主观因素

1. 心理因素 情绪是一种主观感觉,如焦虑、兴奋、紧张、悲伤等。助产人员及时发现孕产妇所隐藏的情感,这些对沟通的过程和结果有一定影响。助产人员还要学会控制自己的情绪,不把自己的不良情绪传达给他人。

2. 生理因素 身体的因素包括疲倦、言语障碍、耳聋、疼痛等。这些因素可能影响沟通的有效性。

3. 社会价值观 价值观反映一个人在生活中注重什么。不同的生活背景和期望会导致不同的价值观。价值观既影响人们表达其思想、感情和意见的方式,也影响人们对其他人的思想、感情和意见的理解。

4. 教育背景 知识是生长发育、教育、环境以及社会文化因素的产物。知识水平的差异常使沟通产生困难。因此,助产人员在与孕产妇沟通时应使用大众化语言,可以进行一些通俗易懂的比喻。个人方面的因素可能会限制一个人在沟通中的感受,从而使信息在传递过程中有可能被改变或扭曲,妨碍信息传递的清晰度和正确性。

5.个性因素　个性是影响沟通的重要因素。一个人是否善于沟通,如何沟通,与人的个性密切相关。积极向上、爽朗、善解人意的人易与他人沟通;相反,性格执拗、内向、孤僻、自以为是的人则难与人正常沟通。助产人员在工作中会与不同的人接触和沟通,要进行个性的自我修正,尽量形成热情开朗的性格,使自己的情感、直觉和性格乃至品德更加适合职业的需要。

(二)客观因素

1.环境影响　适宜的环境会使沟通更有效。助产人员在与孕产妇沟通时要尽量保证环境的舒适,安静,为良好的沟通提供条件。如果涉及孕产妇的隐私,应尽量不要有无关人员在场或者尽量降低说话的声音,以增强沟通的效果。

2.沟通的距离　在社会交往中,人们无意识或有意识地保持一定的距离。当个人的空间与领域受到限制和威胁时,人们会产生防御性反应,从而会减低沟通的有效性。美国心理学家霍尔(E. T. Hall)1959年在其经典著作《无声的语言》一书中,将人际沟通中的距离划分为以下四个层次。

(1)亲密距离　交流双方距离小于50 cm。在医疗工作中,某些操作必须进入亲密距离方能进行,如产检查体、胎心监护检查、抽血化验等,此时应向孕产妇解释或说明,使其有所准备并配合,避免其产生紧张不安或不适感。

(2)个人距离　交流双方距离以50 cm ~ 1 m为宜。在医疗行为中,助产人员了解病情或向孕产妇解释某项操作时,常采用这个距离,以表示关切、爱护,也便于孕产妇能听得更清楚。这种距离使双方都感到自然舒适,又不至于产生某种程度的亲密感。

(3)社会距离　交流双方距离以2 ~ 4 m为宜。这是正式社交和公务活动的常用距离。在医疗工作中,查房与病人对话时,常用此距离。医护人员在一起工作,如讨论病案、交接班等也常用此距离。

(4)公众距离　交流双方距离大于4 m。这是人们在较大的公共场合保持的距离。常出现在做报告、发表学术演讲等场合。

正确理解和应用沟通距离,可以帮助助产人员做好与孕产妇的沟通,融洽双方关系。

(徐州医科大学附属医院　陆晓媛)

第九章

产科管理与质量评价

第一节　产科工作特点

一、服务人群特殊

产科服务对象主要为 22～35 岁的妇女,但是随着强制婚检取消及国家二胎政策放开,孕妇年龄向年轻及年长两个方向分散。从孕妇总体上来看,病理妊娠所占比重有所增加。而且,大多数生理产妇在分娩过程中正常与异常也无绝对界限,随时可能发生转换,危及母婴安全。病理产妇虽然只占少部分,但是其病情多复杂,影响预后的不确定因素很多,对母婴安全威胁更大。随着人民生活水平不断提高,对优生优育的期望值也不断提高,这样自然对产科的要求也不断提高。加之老百姓的传统思维,认为生育是人的本能,对产科各种风险没有什么认识。因此,一旦发生意外,无论医务人员有无过错,产妇及家属常常不能接受。

二、孕产妇病情变化快

产科病人病情变化快,如像前置胎盘、胎盘早剥、羊水栓塞等疾病可能十几分钟或几分钟母子二人健康受到严重威胁,甚至威胁生命。所以,医务人员不但要有过硬的技术,还需有应对各种突发情况的意识。

三、医务人员工作节奏快

产科住院时间短,床位周转快,尤其是各地区中心医院或妇幼保健院基本都是人满为患。加之,产科夜班入住病人较多,危急症也多,难以事先计划,医务人员无论是体力劳动还是脑力劳动都长时间处于高强度状态,使得医务人员身心疲惫。

由于产科具有以上特点,故产科成为高危科室,也是医疗纠纷发生最集中的学科之一。

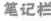

第二节 孕产妇管理

一、正常妊娠孕妇的管理

1. 建立健全三级妇幼保健网　农村三级妇幼保健网是指县、乡、村医疗保健机构，城市三级网是指由医学院校的教学医院及省级医疗保健机构和地、市级医疗保健机构、区级医疗保健机构、街道医疗保健机构组成的医疗保健服务网络。各级医疗保健机构的职责：

（1）一级（乡、街道）医疗保健机构　负责发现早孕、建卡、早期筛查高危妊娠、及时转诊、负责跟踪、报告、产后访视、结案等。乡卫生院及区医院还应处理正常妊娠与分娩。

（2）二级（县、区级）医疗保健机构　应具一定床位、设备与技术力量，除能处理正常孕产外，接受一级会诊与转诊，处理并发症，以及应急抢救，负责对一级医院的培训。

（3）三级（省市级）医疗保健机构　全面负责本地区内孕产妇与新生儿并发症防治，并负责基层医务人员的培训、业务指导，同时负责本地区围生保健质量检查，定期调查分析孕产妇及围生儿死亡原因，针对原因制定对策。

各级应明确职责分工和任务，工作中做到上下级之间、各科之间、临床与保健之间既分工又协作，充分发挥作用。做到防治结合，掌握辖区内孕产妇情况，对高危妊娠进行专案管理。逐级上报孕产妇、围生儿死亡资料。

2. 建立围生保健门诊、优生咨询门诊及高危门诊和病房　县级及以上医疗保健机构应建立围生保健门诊、优生咨询门诊及高危妊娠门诊和病房，建立新生儿监护室或抢救中心，开展产前诊断、新生儿疾病筛查，接受基层转诊病人。

3. 做好围生保健资料的收集、整理、分析与反馈　定期收集围生保健卡，进行统计分析、质量控制，按规定向卫生行政部门和上级业务指导单位汇报围生保健工作情况。定期对围生儿及孕产妇死亡原因进行调查分析，对出生缺陷及新生儿窒息的原因进行分析，找出存在问题，有针对性地提出围生保健工作的重点。

4. 严格执行各项操作规程，提高产科质量　加强产程观察、正确处理产程，预防和减少胎儿宫内窘迫、新生儿窒息、滞产、难产、产伤、感染，降低围生儿死亡率，提高出生人口素质。

5. 加强宣传教育，普及围生保健知识　积极宣传婚前保健的意义，认识婚前医学检查的重要性和近亲结婚的危害性；宣传卫生保健知识，让群众按照围产保健的要求，预防和消除各种危害孕产妇和胎婴儿健康因素的影响；使家庭和全社会都能关心和支持母婴的安全和健康；支持、保护和促进母乳喂养；普及自数胎动、识别孕期异常症状和体征等自我监护知识，提高群众的自我保健意识。

6. 加强培训与指导，提高服务水平与服务质量　省、市、县成立围生保健协作组，定期召开例会讨论研究围生保健工作，定期或不定期组织围生期保健继续教育学习班对基层医疗保健人员进行技术培训，不断更新知识，提高业务水平与服务质量，以满足不同层次人员的保健需求。

7. 其他 建立孕产妇死亡、围生儿死亡评审制度,开展基层病人缺陷监测。

二、高危妊娠孕妇的管理

产前检查时进行高危评分可以筛查出高危孕妇,对筛查出的高危孕妇要进行专册登记,并根据高危妊娠的程度进行分级管理。基层医院或保健机构应及时将高危个案转到上级医疗保健机构进行密切随访、重点监护和及时处理,积极做好将高危向中、低危转化的工作。高危妊娠管理流程参见图9-1。

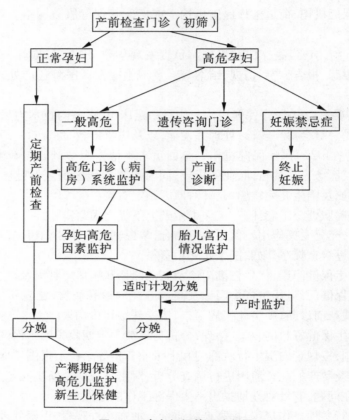

图9-1 高危妊娠管理流程图

三、孕产妇的转诊与急救管理

母婴安全是实施"一法两纲"(母婴保健法、儿童发展纲要及妇女发展纲要)的根本目标,为实现这一目标,各级政府及相关机构做了大量工作,但是我国的孕产妇死亡与发达国家仍有较大差距,其中,产科质量和转诊问题成为制约母婴安全的重要原因。在每年死亡的孕产妇中,均或多或少存在高危因素,尤其是产科并发症及内外科合并症占主要部分,是孕产妇死亡的主要原因。因此,针对以上高危孕产妇转诊网络显得格外重要,各地二、三级医院制定包括抢救设备、药品、转诊交通工具、产科用血等具体的、可操作的抢救管理办法。

1.孕产妇的转诊 基层医疗单位一旦识别高危孕产妇要及时上转。接受转诊的上级医疗单位药剂师向下级单位反馈转诊病人的诊断、治疗、处理、结局等信息,评价转诊是否及时和延误,并指导和纠正不正确的处理方法,不断提高转诊效率。负责转诊的医务人员和接诊人员应具备在转运途中初步急救能力。高危孕产妇逐级转诊流程见图9-2。

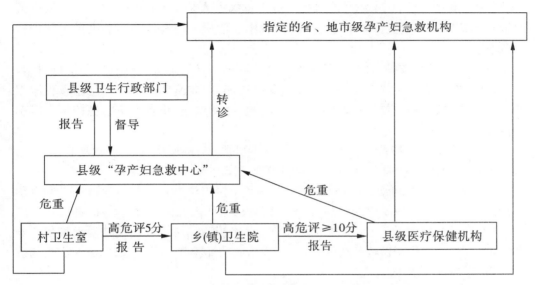

图9-2 高危孕产妇逐级转诊流程图

2.孕产妇的危急重指证 危重病情判断是急救的首项工作,应在第一时间判断病情轻重程度,对危重病人早重视、早抢救、早告知。一方面提高抢救成功率,另一方面可以减少医疗纠纷。

(1)气道 气道阻塞、鼾声、喉鸣音。

(2)呼吸 呼吸急促(25~30次/min或以上),呼吸减慢(<6次/min);端坐呼吸,氧饱和度<90%,不能说话,发绀,哮鸣音。

(3)循环 血压<90 mmHg,或心率>130次/min,胸痛伴背痛,心脏明显扩大。

(4)消化 腹胀,上腹痛,黄疸,腹痛伴背痛。

(5)泌尿 少尿或无尿。

(6)血液 三系减少,瘀斑,出血不凝,针眼出血。

(7)神经 意识下降,意识混乱(烦躁),反复抽搐。

(8)其他 被关注的病人疼痛不止,治疗无效,不能及时得到急救。

3.孕产妇的急救管理

(1)急救原则 建立和完善产科急救网络,要遵循统筹协调、资源整合、分级负担的原则。在产科急救中,要确保危重孕产妇能得到及时、准确、有效的医疗救治。最大限度地控制和减少因医疗延误对母婴生命安全造成的危害,切实减低孕产妇死亡率和婴儿死亡率。

（2）成立完善的产科急救中心和抢救组织　产科急救中心负责协调各相关部门和专家参与危重孕产妇的急救工作和协调，组织相关急救资源的调配，制定抢救预案，目的是保证在第一时间迅速组织起有效的抢救。

（3）多学科配合　急救专家组由产科主任主要负责，由内外科、新生儿科、麻醉科、ICU 和血液科等方面专家组成，以内科为中心，产科为基础，以其他学科为辅，共同参与急救工作，使产科危急重病人得到及时、有效处理，确保母婴安全。

（4）孕产妇九级转诊过程执行急诊首诊负责制。

（5）急救中心实行 24 小时值班制　危急重病人入院 5 min 内必须由当时值班最高职称的医师到场负责诊断治疗。产科急救中心值班人员有调动相关人员参与抢救的权利。

（6）设备、物质支持系统　完善各种抢救器械器材的配置，设备科、药剂科、检验科、总务科等作为医院保障支持系统和重要组成部分，要密切配合并满足急救程序需要，以提供急救设备、器材、药品、急诊化验车辆、维持秩序、患者家属的稳控等支持系统的功能。

（7）临床护理支持系统　要建立一支专业性强、结构层次合理的护理单元，在遇到重大抢救的情况下，能快速执行相应的护理工作。

（8）孕产妇急救转诊中的登记，病历书写和交接工作　在急救转诊过程中发生孕产妇死亡，医务人员应及时完善病历，并在规定的时间内上报当地妇幼保健院。

（9）注意总结经验，不断提高抢救水平　严格按照产科抢救规范处理正常孕产妇和危重孕产妇，做到每例抢救后展开讨论，找出成功经验和不足之处，以进一步规范诊疗行为，提高抢救水平。

四、产后康复

1. 预防产后出血　约 80% 的产后出血发生在产后 2 小时内，故分娩后除常规注射催产素外，产妇还应继续留在产房观察 2 小时，严密监护其血压、脉搏、阴道出血量及子宫收缩情况。大量的出血容易被发现，要特别注意长时间、少量、持续的出血，还应警惕发生在产后 24 小时以后的晚期产后出血。

2. 预防产褥感染　产妇转入休养室后每日至少查房 2 次。每天在同一时间，让产妇排空膀胱后，检查其宫底高度、宫缩情况及有无压痛，观察恶露的量、性状及气味，检查会阴或腹部伤口有无渗出、红肿及压痛，检查乳房有无红肿、硬结，乳头有无皲裂，以及早发现和治疗产褥感染。

3. 促进生殖系统康复　可进行子宫复旧、形体康复、产后疲劳康复、盆底康复、乳腺疏通等项目。

4. 心理保健　医护人员要转变服务观念，与产妇建立良好的人际关系。对产妇分娩后的心理保健工作，医护人员应该予以足够的重视，及早发现和识别产妇的心理问题及其危险因素，及早进行干预。

5. 产褥期保健指导

（1）健康教育　产后休养环境要安静、舒适、清洁，避免有过多的探视。鼓励产妇产后尽早自解小便，以免膀胱过度充盈影响子宫缩复。居室应阳光充足，保持空气流通。产褥期禁止性生活。

（2）营养指导　产褥期饮食宜清淡、高营养、易消化吸收。要注意合理膳食、粗细搭配，可以少吃多餐。产妇应多吃奶类制品、鱼肉类、蔬菜、水果等含蛋白质、矿物质、维生素和粗纤维丰富的食物，少吃含脂肪多的食物，不吃辛辣、刺激性食品。

（3）适当运动　尽早适当活动及做产后保健操有助于产后体力的恢复，避免或减少静脉栓塞的发生。经阴道分娩的产妇在产后6~12小时即可下床活动，产后第2日可在室内随意走动，并可做产后保健操。行会阴侧切术或剖宫产术的产妇可于产后第1天下床活动，待拆线后逐渐加大运动量。

（4）母乳喂养指导　母乳喂养为婴儿提供了最理想的食物。对产妇进行母乳喂养方法的指导，有利于提高母乳喂养的成功率。

6.产后访视　产后常规应访视3~4次，时间分别为出院后3天内、产后14天和28天，可酌情增加访视的次数。在家分娩者可分别于产后第3、7、14和28天各访视一次。通过产后访视，可以了解母婴的健康状况及母乳喂养情况，填写孕卡（册）上相应的内容，并给予保健指导。访视中如果发现异常情况，应及时查找原因并及时给予处理。

（1）对母亲访视内容　①了解产前、产时、产后的母婴状况；②询问母亲一般情况，包括精神、睡眠、饮食及大小便等；③测量体温、脉搏，必要时测量血压；④检查子宫复旧及恶露情况，注意腹部有无压痛，观察恶露的量、性状及气味，检查外阴有无红肿及伤口愈合情况；⑤检查乳房及乳头情况，包括乳房充盈程度、乳量多少、有无红肿硬结，乳头有无皲裂等；⑥了解母乳喂养情况，进行母乳方法指导；⑦指导新生儿护理及科学育儿方法；⑧指导产后性生活及避孕方法。

（2）对新生儿的访视内容　①观察并询问新生儿精神、呼吸、皮肤颜色、睡眠、哭声、哺乳和大小便情况；②测量新生儿体重，判断喂养、生长发育情况并予以指导；③测量新生儿体温，注意皮肤黄染出现的时间、程度及消退情况。检查新生儿的脐带是否脱落，脐周有无红肿、出血及渗出；④发现新生儿异常应及时处理，必要时速转医院处理；⑤督促按时进行预防接种。

7.做好产后健康检查　一般在产后42天，母婴一起到医疗保健单位（宜在分娩医院或保健院）进行全面的健康检查。

（1）产妇一般健康情况　测血压、查尿蛋白、检查乳房及乳头、查腹壁紧张度，妇科检查：会阴裂伤愈合情况、阴道分泌物性状、宫颈情况、子宫位置和大小、盆底支持力及有无脱垂。

（2）婴儿健康状况　观察婴儿面色、精神、吸吮、哭声等情况，测体温，并做全身体格检查。

（3）其他　指导哺乳期保健，宣传科学育儿知识和进行计划生育措施指导。

五、新生儿管理

1.保暖　由于新生儿体温调节功能还不够完善，因此，应立即并迅速地将其全身擦干，防止散热，注意新生儿的保暖。

2.呼吸道处理　断脐后继续清理新生儿的呼吸道。用新生儿吸痰管吸净新生儿口、鼻、咽部的羊水及黏液,使其呼吸道畅通后才能刺激呼吸。如果发生新生儿窒息,应及时、准确地进行心肺复苏。

3. 预防感染　新生儿脐带的处理要注意无菌操作。用5%蛋白银溶液滴眼,可预防新生儿眼结膜炎,尤其是预防淋球菌性结膜炎。

4. Apgar 评分　胎儿娩出后1分钟内,根据新生儿皮肤颜色、心率、刺激后的反应、肌肉张力、呼吸道情况等五项指标进行 Apgar 评分,判断其有无窒息及窒息的严重程度,以指导治疗以及判断预后。

5. 早接触,早吸吮　在脐带结扎后,如新生儿无异常情况,即可进行早接触、早吸吮。早接触、早吸吮有利于促进母婴感情的联结,有利于促进母亲子宫的收缩,减少产后出血的发生率,有利于提高母乳喂养的成功率。

6. 新生儿预防接种和疾病筛查　产后根据母亲健康状况和婴儿需要按时给予新生儿传染病预防接种,部分代谢性疾病筛查。

六、传染病管理

1. 布局与设备　①周围环境清洁、无污染源、区域相对独立,与产科病房、母婴室邻近。②洁污区域分开,功能流程合理。③墙壁、地面、天花板无裂隙,表面光滑便于清洁、消毒。④每张产床占地面积不少于 16 m²。⑤设置隔离产房,用于患传染病产妇的待产和分娩,感染和非感染产妇分室管理。⑥配备足够的手卫生设施,并符合以下要求:流动水、非手触式水龙头开关,洗手液、干手设施、每张产床配备快速手消毒剂。⑦配备清洁隔离衣、帽、口罩、鞋,以备入室之用。

2. 人员管理　①医务人员定期体检,接受预防接种。当患有传染病后或感染性疾病应停止工作,接受系统的抗感染治疗后经预防保健科检查、医务科鉴定同意后方能恢复工作。②医护人员有较强的预防感染理念,诊疗过程中遵循标准预防的原则,有血液、体液暴露危险时戴防护面罩、穿防水围裙和防护鞋。③进出产房应进行洗手和(或)手消毒及更衣、换鞋,离开产房要更换外出衣和鞋子。④严格遵守《医务人员手卫生规范》要求,在以下情况应进行手卫生:接触患者前;进行无菌操作前;接触体液后;接触患者后;接触患者周围环境后;戴手套操作后,脱下手套立即洗手。诊治特殊感染病人时做好个人防护。⑤接生或助产前按手术人员要求进行外科手消毒、戴口罩和帽子、穿无菌手术衣、戴无菌手套,接生时按无菌操作规程进行。⑥非本室工作人员未经许可不得入内。⑦职业暴露防护:诊疗护理工作应严格遵守各项规章制度,意外发生职业暴露后,严格院《职业暴露防护制度》进行暴露后的相关处置工作。

3. 环境要求

(1) 空气质量要求　①空气持续消毒机消毒;②空气持续消毒机滤网:每周清洗一次。

(2) 物体表面清洁及消毒要求　①每天湿拭拖地2次,物体表面如监护仪面板、电话听筒、鼠标、键盘、门把手、病历夹、桌面等每天用清水抹洗2次,被体液、血液污染时随时用 1000 ~ 2000 mg/L 有效氯消毒液擦拭。②每台分娩后应湿式擦拭地面及产床周围的各种物体表面,有明显污染时用 1000 ~ 2000 mg/L 有效氯消毒液擦拭。③室内鞋每天清洗消毒一次,遇污染时随时更换。④空调机滤网每周清洗一次,窗帘每月清洗一次。⑤禁止在产房内清点更换下来的衣物、被服。

4. 医疗用品的管理　①无菌物品专柜放置,按灭菌日期有序排放,并在有效期内使用;②接触患者的所有诊疗用品均应一用一消毒或灭菌;③用过的各类无菌包及时送供应室清洗灭菌;④产床上的所有织物应一人一用一换,感染性疾病患者和明确感染性物质污染的织物应分开收集、标识明确,新生儿包被、衣物均高压灭菌;⑤体温表一人一用,用后用流动水冲净,再浸泡于 75% 乙醇内,冷开水冲净后用无菌纱布擦干,放入消毒容器内备用。每日更换乙醇一次;⑥清洁用具标识清楚,按不同用途分开放置与使用,不得混用,每天使用前后用 500 mg/L 有效氯浸泡消毒,有明显污染时用 1000~2000 mg/L 有效氯消毒液浸泡消毒,清洗后悬挂晾干;⑦接送产妇的平车保持清洁,隔离产妇用后立即消毒;⑧一次性使用的医疗器械、器具不得重复使用;⑨严格按《医疗废物管理条例》对医疗废物及时分类收集。医疗废物不得与生活垃圾混放。

5. 隔离产房感染管理　①用于有传染性疾病产妇的隔离待产、隔离分娩。②穿隔离衣入室,一用一换。③室内物品专用。④必要时戴双层橡胶手套。⑤严格无菌技术操作。⑥一切物品放在病人室内处理,分泌物、排泄物用含氯消毒剂 1000~2000 mg/L 溶液混合搅拌,浸泡 30 min 后倒入厕所。⑦一次性用品及胎盘用后分别放入室内双层医疗垃圾容器内,并注明"隔离";按感染性医疗废物处理,被血液、体液、分泌物、排泄物污染的被服、隔离衣等放在黄色塑料袋内,双层结扎,注明"隔离"及数量。

6. 环境卫生学及消毒效果监测　①感染监控护士每月对空气、物表、医务人员手、使用中消毒液进行细菌学监测;②监测超标项目及时查找原因,并落实整改措施,重新监测至合格;③各项监测结果认真记录、存档,定期进行分析。

第三节　产科现代服务模式

一、产科现代服务模式概念

产科服务模式是指为孕产妇提供服务的标准形式。经过几十年的研究和临床实践,产科服务模式正在由医师为主体,以医务人员干预为手段的模式向以母婴为主体,以支持、保护正常的分娩模式转变;由过去以接生为目的,把分娩看作医疗事件,向以母婴安全、健康为目的,提供人性化服务的现代化管理转变;由过去的单纯以降低死亡率、病死率为最终目标的产科服务,向三维健康,提高生活质量为最终目标的高质量服务转变。

产科现代服务模式是以胎婴儿、孕产妇为服务主体,在生理、心理、精神和体力等方面给予孕产妇全面支持,对孕产妇尽量减少不必要的医学干预,保护、支持和促进自然分娩的一种新型的产科服务模式。

二、产科服务模式演变过程

产科服务模式的演变根据其中特征性改变可以分为以下三个阶段。

(一)20世纪之前

20世纪以前妇女的妊娠和分娩是整个家庭的一个特殊事件,她们受到了来自丈夫和其他家庭成员的悉心照顾和关怀,但是限于当时艰苦的生活条件和落后的科学技术,妇女在妊娠和分娩过程中,只能靠女性长辈或女性朋友的经验对妊娠和分娩是否正常进行判断和处理。后来,随着社会的发展,逐渐有了社会分工,部分有处理分娩经验的妇女成为职业接生员,她们具有接生的经验,但是她们仍然缺乏科学的理论知识和技能,她们仅仅是凭着较为丰富的经验对分娩过程进行处理,对产妇和新生儿进行护理。也就是说,20世纪之前,妇女在整个妊娠和分娩过程中缺乏科学的指导和处理,但是得到了家庭成员无微不至的关怀,分娩被看作一个非常重要的家庭事件。

(二)20世纪初至20世纪70年代末

20世纪以来,随着自然科学的快速发展,医学也不断取得进展。借助于自然科学先进的理论和技术,医学专家对人体进行了深入研究,其中包括妊娠和分娩。医院开始建立了产科病房,妇女开始到医院分娩,经过医学专业培训的产科医师和助产士成为产科服务的主力队伍,科学接生代替了旧法接生,分娩镇痛开始在产科施行,孕产妇及胎儿、婴儿死亡率大幅度下降。然而,产房的严肃和陌生,以及为了防止感染,产房制定了严格消毒隔离措施,限制丈夫及其他家人陪伴,新生儿也被抱到新生儿室进行照顾,产妇感到了孤独和痛苦,助产士按照功能分工,产妇在分娩过程中要面对许多"陌生人";医务人员"病不对人",按照医疗护理常规给予过多的干预。此阶段,虽然产妇和新生儿死亡率下降,但是产妇被看作"病人",而不是健康人,分娩过程被看作一个病理过程,而不是一个正常的、健康的过程;产科服务的目的是满足产妇和新生儿的生理需要,产科的诊疗技术过多地依赖于发达的技术和先进仪器。

(三)20世纪70年代末

20世纪70年代末,国际上对母婴死亡率长期徘徊甚至区域升高的状况十分不满。产科专家们开始对产房的制度、产科的某些医疗护理常规进行重新评价和研究,并对某些产科制度和常规进行改革,如欧洲一些国家通过研究证实剃毛、肛查、灌肠、禁食、常规静脉输液等许多措施是无科学依据的;20世纪80年代初,美国的M. Klaus提出让分娩更自然,并相继在美国及危地马拉开展了导乐陪产的研究;同时,发达国家普遍开展了分娩镇痛,所采取的措施包括非药物和药物镇痛,使分娩更健康、更轻松;1994年,英国卫生部提出改变产时服务模式的要求;1996年美国促进产时服务模式联盟(CIMS)倡议"爱母分娩";同年,WHO总结了十多年对产时适宜技术的研究,出版了《正常分娩监护实用手册》。

总之,20世纪70年代末以后,医院开展了"母婴同室""家庭化分娩",尽量减少医疗干预的"自然分娩""分娩镇痛""导乐陪产""产时心理支持""爱母服务"等,逐渐形成了"产科现代服务模式"。

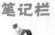

三、产科现代服务模式的要求

1. 对待产及分娩环境的要求　为产妇提供温馨、舒适、清洁、安静、安全、尊重隐私的待产及分娩环境,如产科的监测设备、助产设备、各种家具等,能让使用者包括孕产妇、家属及医务人员感到方便、舒适和安全,尽力做到人性化、个体化。

2. 对产科医务人员的要求　有正确的服务观念,以孕产妇为中心,为她们提供人性化的服务环境和高质量的专业服务;具备良好的心理素质和人际交流技巧,沉着、冷静、责任心强,主动与孕产妇及家属沟通,尽量满足他们的需求;具有丰富的医学基础理论和产科技能,能正确、熟练、适时地提供必要的医疗服务;具有熟练的观察产程、监测母婴情况的适宜技术,并能提供分娩镇痛的服务;具备较强的健康教育能力,生动形象地让孕产妇及家属了解分娩有关知识;具备一定的科研能力,及时总结经验、教训,不断改进服务措施,提高服务水平。

3. 对产科服务的要求　以孕产妇为主体,所有服务要向孕产妇及其家属提供必要的信息,以便让他们知情选择;提供生理、心理、体力、精神全方位支持,鼓励产妇建立自然分娩的信心;提供导乐和其他分娩陪伴者,与家属共同陪伴产妇完成分娩过程;允许产妇在待产过程中提供自由体位,鼓励进食及选择分娩体位;对每一位产妇提供分娩镇痛服务,最大限度减少分娩疼痛;严密观察产程进展,监护母婴状况,及早发现和处理异常情况;需要时提供必要的、安全的医疗处理,减少不必要干预。

四、产科现代服务模式的实施

1. 产前健康教育

(1)妊娠早期保健　要加强孕妇的营养指导,膳食应以清淡少油为主;妊娠早期要注意劳逸结合,保证充足的睡眠;冬季要经常晒太阳。注意个人卫生,勤洗澡,勤洗外阴部,勤换衣服,衣着要宽大舒服。孕妇自己应该保持情绪的稳定,正确对待妊娠期一系列的变化。家庭成员特别是丈夫更应体贴、关心孕妇,帮助她们保持良好的心理状态,愉快地度过妊娠早期。应鼓励孕妇充分表达自己的焦虑和恐惧,让她们利用交流、讨论的机会学习其他孕母的经验,消除烦恼,理解妊娠是一个正常的生理过程,应以积极乐观的心态对待妊娠。妊娠早期容易因外界刺激导致流产,应节制性生活。有习惯性流产史的妊娠妇女应该禁欲。

(2)妊娠中期保健　妊娠中期胎儿生长迅速。可根据孕妇的具体情况进行个别保健指导,也可以通过孕妇学校对孕妇及其家人进行健康教育。①加强孕妇的营养指导。按照合理膳食的要求安排孕妇的饮食,保证摄入足够的蛋白质、碳水化合物、脂肪、维生素和矿物质等。②孕妇可以根据自己的身体条件和平时的爱好选择适当的运动项目。运动要有限度,不能剧烈运动,时间以不超过半小时为宜。③胎教指导(详见第六章)。④心理指导。鼓励丈夫与孕妇一起参加各种类型的培训班,如一起到孕妇学校听课,以了解更多的妊娠、分娩知识及育儿常识。由于生理上的一系列变化,骨盆血液供应增加,血管充血,孕妇此期性欲较强。妊娠中期属于较安全的时期,可以有适度的性生活,但应避免动作粗暴。

（3）妊娠晚期保健　此期除了继续指导孕妇保证充足的营养和适当的活动外,保健的重点是按时产前检查,做好家庭自我监护,预防和处理妊娠并发症,做好分娩准备。

孕妇的日常生活要有规律性,注意多休息,避免重体力劳动,避免上夜班。妊娠晚期应当节制性生活,在预产期前一个月内不宜性交,以防止发生感染及早产。从妊娠28周开始,教会孕妇自数胎动次数,教会丈夫听胎心做好家庭自我监护。家庭自我监护时如果发现异常情况应及时到医院就诊。

帮助孕妇做好分娩前的物质和心理准备。通过孕妇学校、导乐（doula）访视等方式,向孕妇及其家人介绍分娩知识、临产的症状以及产时常用医疗干预（包括剖宫产）的利弊。让孕妇了解分娩的过程及可能出现的情况,必要时可以让她们了解产房及设备的情况。对孕妇提出的问题应给以科学的指导与解释,帮助孕妇克服对分娩的恐惧和忧虑,并进行临产后有关事项的训练等。介绍母乳喂养的优点及方法,并帮助孕妇做好母乳喂养的身心准备。

2.分娩镇痛　分娩镇痛是指用药物或精神疗法减少产妇在分娩过程中的疼痛。分娩是人类繁衍生息的自然过程,但是这种由子宫收缩和紧张恐惧的心理引起的分娩疼痛,对于大多数产妇尤其是初产妇而言是极其痛苦的。在医学疼痛指数中,分娩疼痛仅次于烧灼伤疼痛,位居第二位,应该说它是大多数女性一生中经历的最疼痛的事情。这也使得更多的准妈妈对它充满畏惧,因而放弃了自然分娩,转为选择存在一定风险的剖宫产。

事实上,医学界一直都在探寻一种简单易行的,既不影响母婴健康,又能解决或减轻分娩疼痛的方法。分娩镇痛的意义,不仅仅在于降低产妇分娩时的痛苦,更重要的是,它能够减少产妇不必要的耗氧量和能量消耗,防止母婴代谢性酸中毒的发生,提高产程进展的速度,降低产后出血率。同时,它还可以避免子宫胎盘血流量的减少,从而改善胎儿氧合状态,降低胎儿缺氧及新生儿窒息状况的出现。分娩镇痛一般可以分为非药物性镇痛和药物性镇痛两大类。

（1）非药物性镇痛　①家庭化分娩环境;②播放产妇平时喜欢听的音乐,并哼唱歌曲;③按摩和深呼吸;④采用自由体位,避免平卧位;⑤热敷和温水浴;⑥生物物理疗法等。

（2）药物性镇痛　笑气吸入性镇痛、肌内注射镇痛药物及硬膜外阻滞麻醉。本节仅介绍硬膜外阻滞麻醉镇痛。

硬膜外阻滞麻醉是一种椎管内阻滞麻醉镇痛的方法。原理是通过硬膜外腔阻断支配子宫的感觉神经,发生区域性的麻醉效果,减少宫缩的疼痛。一般在宫口开到3 cm时,麻醉师通过一根微细导管置入产妇背部腰椎硬脊膜外侧,随产程连续滴注微量止痛药物罗哌卡因。由于这种新型的药物仅阻断最敏感的感觉神经,而不会影响到运动神经,因此产妇在不疼的时候还可以下地走动,并且一直处于清醒的状态。

硬膜外阻滞麻醉镇痛的方法,是目前国际公认的镇痛效果最可靠、使用最广泛的分娩镇痛法,其优点为:①镇痛效果好,起效快,尤其适合初次生产的产妇;②产妇的意识清醒,可以进食,并且能够主动地参与产程;③对运动神经不产生影响,几乎没有运动阻滞,产妇可以下地行走,而且也不会增加手术助产率;④可以保持长时间持续的麻醉效果,导管植入产妇的硬膜外腔后,可以随时给药,直至胎儿出生再拔除。

需要注意:这种麻醉技术不适用于患有出血性疾病、胎盘早剥有大出血可能、脊柱畸形、腰背部穿刺部位皮肤存在感染、严重心肺疾病,以及原发性宫缩乏力的产妇。

了解如此多的镇痛方法后,我们不难看出,无论采用怎样的方法,都会有一定的适应证及禁忌证,准妈妈们需要在产程开始前,根据自己的实际情况,并随时与医生沟通,寻求适合自己的镇痛方法。

3. 导乐陪伴分娩　导乐是一个希腊词,意思是表示一个妇女照顾另一个妇女。现代围产医学范围内指的是一个有生育经验的妇女在产前、产时及产后给予孕产妇生理上帮助、心理上安慰、情感上支持使其顺利完成分娩过程。在我国能出色完成导乐的多是产科医生和助产士。

导乐陪伴者应主动向产妇及家属做自我介绍,并介绍产房环境、陪产时间等,以减轻她们的紧张和恐惧;主动与产妇及家属沟通及交流,产程中鼓励产妇说出心中感受,针对性地进行健康知识宣传;为产妇提供适宜的镇痛方法;做好产妇生活护理,保持产妇床单整洁,房间定时通风,协助产妇进食进水、大小便等,对产妇进行访视,了解产后恢复情况,知道母乳喂养和新生儿护理。

4. 以家庭为中心的产科服务(family-centered maternity care,FCMC)　20 世纪 80 年代初,为了满足孕产妇及新生儿的需要,为了提供高质量的产科服务,在美国首先开展了"以家庭为中心的产科服务"新模式,它用集"待产、分娩、产后康复"为一体的 LDR 房间替代了孕产妇需多次转移的各自独立的待产病房、产房、产后病房;产科服务模式由一组医师护士完成待产、分娩、产后服务替代了传统各自独立的待产服务、分娩服务、产妇及新生儿护理服务。近十余年我国越来越多的医院已经开展了 FCMC,并取得了良好的社会和经济效益。

"以家庭为中心的产科服务"是一种产科服务的方式,具有全新的产科服务理念,以"家庭为中心"、以"孕产妇、胎婴儿为主体"是所有产科服务工作的出发点,全面实施导乐陪伴分娩,增强了自然分娩的信心。它重新定义了孕产妇、家属及医务人员之间的关系,它特别强调了孕产妇、家属及医务人员三者应该精诚合作、共享信息,从而为孕产妇及新生儿提供安全的、高质量的产科服务。

5. 产后机体康复(见本章第二节)

6. 产后家庭访视(见本章第二节)

7. 新生儿抚触　新生儿抚触,也叫新生儿触摸,是一种通过触摸新生儿的皮肤和机体,刺激皮肤感受器上传到中枢神经系统,促进新生儿身心健康发育的科学育婴新方法。抚触没有固定动作,妈妈可以根据宝宝当时的情绪状态变换动作,要以适应宝宝高兴的状态为原则。常用方法有以下几种:①头部按摩,轻轻按摩宝宝头部,并用拇指在宝宝上唇画一个笑容,再用同一方法按摩下唇。②胸部按摩,双手放在宝宝两侧肋线,右手向上滑向宝宝右肩,再复原。左手以同样方法进行。③腹部按摩,按顺时针方向按摩宝宝腹部,在脐痂未脱落前不要按摩。④背部按摩,双手平放在宝宝背部,从颈向下按摩,然后用指尖轻轻按摩脊柱两边的肌肉,再次从颈部向底部运动。⑤上肢按摩,将宝宝双手下垂,用一只手捏住其胳膊,从上臂到手腕轻轻扭捏,然后用手指按摩手腕。用同样方法按摩另一只手。⑥下肢按摩,按摩宝宝的大腿、膝部、小腿,从大腿至踝部轻轻挤捏,然后按摩脚踝及足部。在确保脚踝不受伤害的前提下,用拇指从脚后跟按摩至脚趾。

第四节　产科的医疗安全

一、国内外母婴安全概况

保障母亲安全是全社会的责任,是妇女基本人权的体现。全世界每年孕产死亡人数为 30 余万,其中有 99% 发生在发展中国家。生活在农村及较贫困地区的妇女,孕产妇死亡率较高。1990 年至 2015 年,世界各地的孕产妇死亡率下降了近 44%。每年有 300 多万新生儿于出生后 1 周内死于不适当和不完善的围生保健,另有相当数量死胎发生。鉴于孕产妇死亡率有加速降低的可能,各国现共同制定了一项新的具体目标,旨在更进一步降低孕产妇死亡率。可持续发展目标下一项具体目标是使全球孕产妇每 10 万例活产的死亡率降至 70 人以下,并且所有国家的孕产妇死亡率均不超过全球平均水平的两倍。世界卫生组织致力于通过增加研究证据、提供循证临床和规划指导、制定全球标准以及为会员国提供技术支持以降低孕产妇死亡率。此外,世界卫生组织提倡收费低廉且有效的治疗方法,设计了卫生工作者培训材料和指导方针,支持各国实施政策和规划并监测进展情况。在 2015 年纽约联合国大会期间,联合国秘书长潘基文推出了《妇女、儿童和青少年健康全球战略(2016—2030)》。可持续发展目标指出该战略是 2015 年后议程的路线图,其目的是努力终结所有可预防的妇女、儿童和青少年死亡并创造一个使这些人群不仅能生存而且能繁荣发展的环境,同时要让他们看到自己的环境、健康和福祉有了改观。作为这项全球战略和终结可预防的孕产妇死亡目标的一部分,世界卫生组织正在与各伙伴一道努力:解决生殖、孕产妇和新生儿卫生保健服务获取和质量方面的不平等问题;确保全民健康覆盖,促进提供全面的生殖、孕产妇和新生儿卫生保健服务;处理导致孕产妇死亡以及生殖和孕产妇疾病和相关残疾的各种原因;加强卫生系统,响应妇女和女童的需求和重点;确保问责,以提高护理质量,促进公平。

二、产科医疗纠纷的常见原因

据统计,医疗纠纷中产科近几年一直排在第一位。产科是高风险科室,产前检查及诊断技术局限性、妊娠中后期合并症及并发症出现以及分娩过程高风险,而孕产妇及家属往往期望值过高,常常出现医患之间认知落差,发生纠纷。当然,医疗纠纷日益增多,也与患病人维权意识增强和医务人员法制意识滞后以及与媒体误导甚至炒作等有关。具体地说主要有以下几种原因。

(一)医务人员服务意识淡薄,理念滞后

医护人员还没有完全适应卫生服务的新形势,服务意识淡薄,理念滞后。医护人员工作缺乏主动性、积极性,服务态度欠佳,说话语气生硬等,尤其是医务人员超负荷工作的时候,缺乏以患者为中心的服务意识。既往患者与医护人员的关系是需要帮助

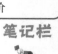

和给予帮助的关系,患者对医护人员心存感激,医护人员在心里也接受了这种感谢。而随着时代的发展,当今患者及家属要求医护人员全方位服务,而且期待优质服务。因此,如果医务人员服务理念跟不上时代的需求,不能适应这种比较大的反差,就容易造成病人及家属的不理解或误解,进而诱发纠纷。纠纷体现在对病人服务不周到,对病人提出的问题和困难不够热心、细心、耐心。

(二)医务人员技术水平不佳导致病患者损害

个别医务人员违反医疗操作规程和规章制度以及医疗水平不过硬,以至在疾病诊断、治疗和护理过程中产生医疗差错,甚至导致医疗事故发生。粗心大意,过分自信,造成对医疗、护理制度和操作常规的漠视,如责任护士常常认为自己刚刚做过同样的事或"这药是自己刚抽的,不会有错",而不再认真核对,甚至根本不核对。如一例纠纷:在一个房间的两位孕妇,一位是未足月产妇,须静推地塞米松促胎肺成熟;一位是过期妊娠须计划分娩的。护士在执行医嘱时,没有行"三查七对",导致加药时把两个人的药颠倒了。由于医生及时发现,未产生不良后果。但孕妇及家属非常不满意,产生了纠纷。最后经多次协商,给予赔付后解决了这起医疗纠纷。随着社会的进步,医疗水平及医疗方法不断地提高和改进,如果医疗水平不过硬就会跟不上前进的步伐,盲目的使用新技术、新疗法、新药,就会产生大的医疗事故。

(三)医患沟通不到位

患者及家属怀着焦急和期盼的心情来到医院,就是希望治好病,解除痛苦,希望医生技术高超,医到病除。但产科的特殊性是妊娠早期都是正常的,但到妊娠中、晚期,会有一些并发症出现,如前置胎盘、胎盘早剥等,会产生一些不良的妊娠结局。还有一些是分娩期并发症,如羊水栓塞,非常凶险,是造成孕妇死亡的重要原因之一。这些情况都要求我们要详细的、及时的、客观的交代好病情。让患者及家属充分了解病情,对疾病的发生、发展、结果有个清醒的、全面的认识。很多医疗纠纷就是在出现不良结局时,由于患者或家属的误解或不理解而造成的。如妊娠40周,羊水过少,找熟人入院。因为认识医务人员,当天病情交代的比较简单,没有强调羊水过少会导致胎儿宫内窘迫有胎死宫内的可能,又没有签署知情同意书。当天晚上出现了胎死宫内情况。患者及家属不理解,认为住院了就安全了,是医院的失误造成的,起诉了医院。法院判医院未尽告知义务、病情交代不清而给予赔偿。还有,医务人员出现医疗差错处理消极。在每天发生的医疗活动中,发生一些医疗差错情况在所难免,但是差错发生后需要积极面对,无论是否对患者产生不良后果,主动地沟通解释,帮助解决,尽量降低损害,必要时可通过医院或第三方协调,适当补偿。

(四)医务人员法律意识淡薄

医护人员缺乏法律意识,而病人及家属法律意识增强。主要体现在以下几个方面:①医护人员忽略或不够尊重病人的知情同意权和隐私权。有些医护人员,对未婚先孕、性病病人等带有歧视心理,言语中不自觉流露出来,病人难以接受,进而转化为对医生、护士服务方面的不满意,产生纠纷。比如,在行剖宫产时,发现了有小的子宫肌瘤,以往都是不用告知,顺手做好事切除了肌瘤。但现在必须要在手术切除肌瘤前,停下手术,告知家属并签字同意后,再行手术切除肌瘤。否则就有被患者起诉的风险。②医疗文书书写不规范。许多医务人员未能按照卫生行政部门要求认真的、翔实的书写诊疗过程,患者的疾病发生、发展,一旦发生纠纷,医疗文书不能够准确详细提供诊疗经过,往往难以从医疗文书中取得患者及家属理解。

(五)医源性纠纷

由于医疗市场竞争激烈,利益驱使有竞争的医疗单位故意挑拨一些医患关系造成医疗纠纷,也有医务人员之间存在有意抬高自己而贬低他人,在言谈方面进行有意无意地诱导引发的一些医疗纠纷,这些纠纷的发生与医务人员的职业道德素养有很大关系,应加强医务人员的素质教育。

(六)媒体误导甚至炒作影响了正常医患关系

医患关系不良及媒体的恶意炒作:由于医疗费用、个别的"红包"问题及"药品回扣"问题,使得医患关系紧张,相互不信任,导致医患关系不良。近年高新技术不断引进,加之新特药的应用,使医疗费用的增长同病人的经济承受能力之间产生矛盾。病人对医疗费用问题很敏感,如果患者医疗费用未做到日结日清,收费项目填写不全甚至错误等,极易造成患者的误解,导致纠纷发生。前几年新闻媒体也热衷于报道和评论医疗问题,个别新闻工作者对妇产科知识并不了解,又要追求轰动效应,有时就难免会出现不客观或者是错误的报道和评论,进而形成恶意炒作。往往会加剧医患矛盾,增加解决医疗纠纷的难度。目前这一原因已引起了社会的关注,正逐步得到缓解。

三、产科医疗纠纷的预防及解决办法

防范对策及技巧大体上有以下一些方法。

1.严格执行医疗、护理制度、操作常规,打破习惯性思维,做到有章必循,提高服务质量 坚决执行三级医师查房、首诊负责、三查七对和消毒隔离等制度,定期进行医疗安全教育和医疗质量教育,随时检查督促制度、常规执行情况。重视潜在的危险因素,对容易发生问题的人、时间、环境、仪器、操作等实行预防性风险管理,防患于未然。病历书写在医疗纠纷的处理中十分重要,具有很强的法律效力。所以要认真记录阳性体征,保管好,以备后用。

2.增强服务意识,掌握沟通技巧,适当降低患者和家属的期望值 随着人们生活水平的提高,患者自我保护意识不断增强,对医疗工作提出了更高的要求,医护人员职业道德素质急待提高,医护人员应转变服务观念,增强服务意识,树立以人为本、以病人为中心的思想,提高患者满意率。以前看病是"求诊",现在是"来院"!我们说在特定的环境、条件下,就要有特定的应对方式。正常的医患沟通要有四次:入院后、手术前、手术后、出院前。我们的服务对象大多是正常待产者,患者及家属对医疗、护理服务的期望值很高,在待产、分娩过程中出现意外如胎心异常、头位不正等可能需产钳术或剖宫术,若不能及时与患者本人和其家属沟通,让患者有心理调适的过程,也会因其期望与客观现实相比存在一定差距导致不满意情绪。加强院院间、科室间的交流与沟通。病人需要转院、转科时,详细书写转院、转科记录,妥善保管好病案文书等证据资料,病历文档详尽完整。并认真与主管医生交接班,向病人或家属交代病情由主管医生负责,以免病情解释不一致。

3.加强学习,提高业务技能 产科和其他临床科室一样,归根到底是一项技术工

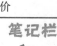

作。要想病患者满意,医疗纠纷少,就必须掌握过硬的技术,提高自身观察和解决问题的能力。重视学习,利用工作、业余时间参加各种形式的继续教育,不断提高观察问题和解决问题的能力,工作中要及时发现病人出现的问题,对病人的状况做出有效评估,尽可能达到预期的效果,用实际行动去体现我们的价值,同时,也可以有效避免医疗纠纷的发生。培养医护人员"情商",增强工作责任心。同时加强法律知识的学习,有条件的单位聘请法律顾问。法律是人们行为规范的准则,作为管理者必须改变纯行政管理的观念,要将法律意识纳入医疗、护理管理的范畴,广大医护人员要认真学法、守法、用法,积极主动地运用法律手段维护医患双方的合法权益。提高法律观念,增强自我保护意识。

4. 在医院建立社区警务室,妥善处理医疗纠纷　医院领导以及当事人,都要采取冷静、理智、客观的态度面对纠纷,要以积极的态度解决问题。医方要积极主动,耐心地与患方接触和沟通,尽量消除误解。事件发生后即刻采取补救措施,如与病人及其家属会谈等。实事求是地查明真相,找出问题,分清责任属于医方的,医院要勇于承担责任,以维护患者及其家属的合法权益。患方无理要求,一定要坚持原则,坚决维护医院的合法权益。遭遇个别不良人士,遇棘手问题,请警务人员参加解决。

第五节　围产保健质量评价

围产保健质量可衡量一个国家,一个地区的经济、文化与卫生水平,是妇幼保健工作质量的重要指标。

一、与围产保健工作有关的概念、定义

1. 活产　指出生时具有任何生命征象(心跳、呼吸、脐带搏动或随意肌收缩)之一。

2. 死胎　指临产前胎儿已死亡(胎心、胎动消失),出生时未见任何生命征象。

3. 死产　指临产前尚有生命征象(不论任何监测方法证明),临产后生命征象消失,且出生时无生命征象者。

4. 早期新生儿　指出生后7天内的新生儿。

5. 围产儿　指孕满28周(或出生体重达1000 g及以上,或身长≥35 cm)分娩的活胎、死胎、死产和7天内的新生儿均称为围产儿。

6. 围产儿死亡　指围产期内的死胎、死产及7天内新生儿死亡。

7. 新生儿　产后28天内的婴儿。

8. 婴儿　出生至一周岁内的婴儿。

9. 低出生体重儿　指出生时体重不足2500 g的新生儿。包括早产儿及小于胎龄儿。

10. 小于胎龄儿　指出生体重在该孕周(胎龄)应有体重的第10百分位数以下或较平均数低2个标准差以下者,也称发育受限儿或生长低下儿。此类胎儿的胎龄可以是早产,也可以是足月产或过期产。

11. 出生缺陷　是指出生时就存在的人类胚胎（胎儿）在形态结构功能和代谢方面的异常。

12. 先天畸形　是指肉眼可见的结构和形态异常为主要特征的出生缺陷儿。

13. 孕产妇死亡　指妇女从妊娠开始至产后42天内各种原因造成的死亡，不论妊娠时间和部位，包括内外科原因，计划生育手术，宫外孕，葡萄胎死亡者，但不包括意外原因（如车祸、中毒等）。

二、评价围产保健工作的指标

指标是评价的工具，用数字来衡量某一情况的程度，可以直接或间接地反映出该情况的变化。也可衡量所定目标实现的情况。连续地、有计划地应用各种指标衡量工作，可以揭示工作发展的方向和变化，有助于确定工作重点和制订适宜的计划和策略。

1. 妇女保健效果统计指标

孕产妇死亡率＝年内孕产妇死亡数÷年内孕产妇总数×10万/10万

早期新生儿死亡率＝期内生后7日内新生儿死亡数÷同期活产数×1000‰

新生儿死亡率＝期内生后28日内新生儿死亡数÷同期活产数×1000‰

围产儿死亡率＝（孕28足周以上死胎、死产数+生后7日内新生儿死亡数）÷（孕28足周以上死胎、死产数+活产数）×1000‰

当前世界各国各地区孕产妇死亡率存在很大差异，发达国家一般在30/10万以下，而发展中国家某些地区仍很高。我国幅员辽阔，各地区孕产妇死亡率有很大差异，沿海地区特别是京、津、沪已接近发达国家的中等水平，而西南、西北有些地区还与非洲国家的水平接近。据卫生部妇幼卫生监测统计显示，2006年我国孕产妇死亡率城市为24.8/10万，农村为45.5/10万；2007年全国孕产妇死亡率为36.6/10万。目前还没有全国围生儿死亡率统计数据。

2. 孕产期保健工作统计指标

住院分娩率＝期内住院分娩的产妇数÷期内分娩产妇数×100%

孕产妇产前检查覆盖率＝期内接受一次及以上产前检查的产妇数÷期内孕妇总数×100%

产后访视率＝期内产后访视的产妇数÷期内分娩的产妇数×100%

3. 产科保健质量统计指标

妊娠期高血压疾病发生率＝期内患病人数÷同期产妇总人数×100%

产后出血率＝期内产后出血人数÷同期产妇总人数×100%

产褥感染率＝期内产褥感染人数÷同期产妇总人数×100%

会阴破裂率＝期内会阴破裂人数÷同期产妇总人数×100%

（徐州医科大学附属徐州妇幼保健院　朱锦明）

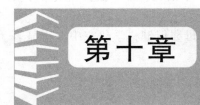

产科相关法律法规

生殖健康是人类健康的核心内容之一,它不仅关系到当代人的健康,还直接影响到后代的素质。20世纪三四十年代以来,与生殖健康有关的权利就日益受到国际社会的关注。1994年9月,国际人口与发展大会形成的《行动纲领》系统地阐述了生育权利和生殖健康的概念、目标和行动纲领;1995年世界卫生大会强调"2015年人人享有生殖健康",每个人都应享有生殖健康权利。我国政府十分重视人民的生殖权利和生殖健康,在生殖健康保健的立法及法律制度的建设方面进行了不懈的探索,出台了一系列的法律法规以保障母婴健康。

第一节 产科相关法律

为保障女性和儿童的健康权利,促进母婴保健工作的顺利开展,我们国家先后颁布了《中华人民共和国母婴保健法》《中华人民共和国人口与计划生育法》等相关法律。具体细则如下。

一、中华人民共和国母婴保健法

(1994年10月27日第八届全国人民代表大会常务委员会第十次会议通过,1994年10月27日中华人民共和国国家主席令第33号公布,自1995年6月1日起施行)

第一章 总 则

第一条 为了保障母亲和婴儿健康,提高出生人口素质,根据宪法,制定本法。

第二条 国家发展母婴保健事业,提供必要条件和物质帮助,使母亲和婴儿获得医疗保健服务。

国家对边远贫困地区的母婴保健事业给予扶持。

第三条 各级人民政府领导母婴保健工作。

母婴保健事业应当纳入国民经济和社会发展计划。

第四条 国务院卫生行政部门主管全国母婴保健工作,根据不同地区情况提出分级分类指导原则,并对全国母婴保健工作实施监督管理。

国务院其他有关部门在各自职责范围内,配合卫生行政部门做好母婴保健工作。

第五条　国家鼓励、支持母婴保健领域的教育和科学研究,推广先进、实用的母婴保健技术,普及母婴保健科学知识。

第六条　对在母婴保健工作中做出显著成绩和在母婴保健科学研究中取得显著成果的组织和个人,应当给予奖励。

第二章　婚前保健

第七条　医疗保健机构应当为公民提供婚前保健服务。

婚前保健服务包括下列内容:

(一)婚前卫生指导:关于性卫生知识、生育知识和遗传病知识的教育;

(二)婚前卫生咨询:对有关婚配、生育保健等问题提供医学意见;

(三)婚前医学检查:对准备结婚的男女双方可能患影响结婚和生育的疾病进行医学检查。

第八条　婚前医学检查包括对下列疾病的检查:

(一)严重遗传性疾病;

(二)指定传染病;

(三)有关精神病。

经婚前医学检查,医疗保健机构应当出具婚前医学检查证明。

第九条　经婚前医学检查,对患指定传染病在传染期内或者有关精神病在发病期内的,医师应当提出医学意见;准备结婚的男女双方应当暂缓结婚。

第十条　经婚前医学检查,对诊断患医学上认为不宜生育的严重遗传性疾病的,医师应当向男女双方说明情况,提出医学意见;经男女双方同意,采取长效避孕措施或者施行结扎手术后不生育的,可以结婚。但《中华人民共和国婚姻法》规定禁止结婚的除外。

第十一条　接受婚前医学检查的人员对检查结果持有异议的,可以申请医学技术鉴定,取得医学鉴定证明。

第十二条　男女双方在结婚登记时,应当持有婚前医学检查证明或者医学鉴定证明。

第十三条　省、自治区、直辖市人民政府根据本地区的实际情况,制定婚前医学检查制度实施办法。

省、自治区、直辖市人民政府对婚前医学检查应当规定合理的收费标准,对边远贫困地区或者交费确有困难的人员应当给予减免。

第三章　孕产期保健

第十四条　医疗保健机构应当为育龄妇女和孕产妇提供孕产期保健服务。

孕产期保健服务包括下列内容:

(一)母婴保健指导:对孕育健康后代以及严重遗传性疾病和碘缺乏病等地方病

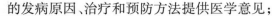

的发病原因、治疗和预防方法提供医学意见；

（二）孕妇、产妇保健：为孕妇、产妇提供卫生、营养、心理等方面的咨询和指导以及产前定期检查等医疗保健服务；

（三）胎儿保健：为胎儿生长发育进行监护，提供咨询和医学指导；

（四）新生儿保健：为新生儿生长发育、哺乳和护理提供医疗保健服务。

第十五条　对患严重疾病或者接触致畸物质，妊娠可能危及孕妇生命安全或者可能严重影响孕妇健康和胎儿正常发育的，医疗保健机构应当予以医学指导。

第十六条　医师发现或者怀疑患严重遗传性疾病的育龄夫妻，应当提出医学意见。育龄夫妻应当根据医师的医学意见采取相应的措施。

第十七条　经产前检查，医师发现或者怀疑胎儿异常的，应当对孕妇进行产前诊断。

第十八条　经产前诊断，有下列情形之一的，医师应当向夫妻双方说明情况，并提出终止妊娠的医学意见：

（一）胎儿患严重遗传性疾病的；

（二）胎儿有严重缺陷的；

（三）因患严重疾病，继续妊娠可能危及孕妇生命安全或者严重危害孕妇健康的。

第十九条　依照本法规定施行终止妊娠或者结扎手术，应当经本人同意，并签署意见。本人无行为能力的，应当经其监护人同意，并签署意见。

依照本法规定施行终止妊娠或者结扎手术的，接受免费服务。

第二十条　生育过严重缺陷患儿的妇女再次妊娠前，夫妻双方应当到县级以上医疗保健机构接受医学检查。

第二十一条　医师和助产人员应当严格遵守有关操作规程，提高助产技术和服务质量，预防和减少产伤。

第二十二条　不能住院分娩的孕妇应当由经过培训合格的接生人员实行消毒接生。

第二十三条　医疗保健机构和从事家庭接生的人员按照国务院卫生行政部门的规定，出具统一制发的新生儿出生医学证明；有产妇和婴儿死亡以及新生儿出生缺陷情况的，应当向卫生行政部门报告。

第二十四条　医疗保健机构为产妇提供科学育儿、合理营养和母乳喂养的指导。

医疗保健机构对婴儿进行体格检查和预防接种，逐步开展新生儿疾病筛查、婴儿多发病和常见病防治等医疗保健服务。

第四章　技术鉴定

第二十五条　县级以上地方人民政府可以设立医学技术鉴定组织，负责对婚前医学检查、遗传病诊断和产前诊断结果有异议的进行医学技术鉴定。

第二十六条　从事医学技术鉴定的人员，必须具有临床经验和医学遗传学知识，并具有主治医师以上的专业技术职务。

医学技术鉴定组织的组成人员，由卫生行政部门提名，同级人民政府聘任。

第二十七条　医学技术鉴定实行回避制度。凡与当事人有利害关系，可能影响公

正鉴定的人员,应当回避。

第五章　行政管理

第二十八条　各级人民政府应当采取措施,加强母婴保健工作,提高医疗保健服务水平,积极防治由环境因素所致严重危害母亲和婴儿健康的地方性高发性疾病,促进母婴保健事业的发展。

第二十九条　县级以上地方人民政府卫生行政部门管理本行政区域内的母婴保健工作。

第三十条　省、自治区、直辖市人民政府卫生行政部门指定的医疗保健机构负责本行政区域内的母婴保健监测和技术指导。

第三十一条　医疗保健机构按照国务院卫生行政部门的规定,负责其职责范围内的母婴保健工作,建立医疗保健工作规范,提高医学技术水平,采取各种措施方便人民群众,做好母婴保健服务工作。

第三十二条　医疗保健机构依照本法规定开展婚前医学检查、遗传病诊断、产前诊断以及施行结扎手术和终止妊娠手术的,必须符合国务院卫生行政部门规定的条件和技术标准,并经县级以上地方人民政府卫生行政部门许可。

严禁采用技术手段对胎儿进行性别鉴定,但医学上确有需要的除外。

第三十三条　从事本法规定的遗传病诊断、产前诊断的人员,必须经过省、自治区、直辖市人民政府卫生行政部门的考核,并取得相应的合格证书。

从事本法规定的婚前医学检查、施行结扎手术和终止妊娠手术的人员以及从事家庭接生的人员,必须经过县级以上地方人民政府卫生行政部门的考核,并取得相应的合格证书。

第三十四条　从事母婴保健工作的人员应当严格遵守职业道德,为当事人保守秘密。

第六章　法律责任

第三十五条　未取得国家颁发的有关合格证书的,有下列行为之一,县级以上地方人民政府卫生行政部门应当予以制止,并可以根据情节给予警告或者处以罚款:

(一)从事婚前医学检查、遗传病诊断、产前诊断或者医学技术鉴定的;

(二)施行终止妊娠手术的;

(三)出具本法规定的有关医学证明的。

上款第(三)项出具的有关医学证明无效。

第三十六条　未取得国家颁发的有关合格证书,施行终止妊娠手术或者采取其他方法终止妊娠,致人死亡、残疾、丧失或者基本丧失劳动能力的,依照刑法第一百三十四条、第一百三十五条的规定追究刑事责任。

第三十七条　从事母婴保健工作的人员违反本法规定,出具有关虚假医学证明或者进行胎儿性别鉴定的,由医疗保健机构或者卫生行政部门根据情节给予行政处分;情节严重的,依法取消执业资格。

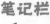

第七章 附 则

第三十八条 本法下列用语的含义：

指定传染病，是指《中华人民共和国传染病防治法》中规定的艾滋病、淋病、梅毒、麻风病以及医学上认为影响结婚和生育的其他传染病。

严重遗传性疾病，是指由于遗传因素先天形成，患者全部或者部分丧失自主生活能力，后代再现风险高，医学上认为不宜生育的遗传性疾病。

有关精神病，是指精神分裂症、躁狂抑郁型精神病以及其他重型精神病。

产前诊断，是指对胎儿进行先天性缺陷和遗传性疾病的诊断。

第三十九条 本法自 1995 年 6 月 1 日起施行。

二、中华人民共和国人口与计划生育法

（2001 年 12 月 29 日第九届全国人民代表大会常务委员会第二十五次会议通过，2001 年 12 月 29 日中华人民共和国主席令第六十三号公布，2015 年 12 月 27 日第十二届全国人民代表大会常务委员会第十八次会议《关于修改〈中华人民共和国人口与计划生育法〉的决定》修正）

第一章 总 则

第一条 为了实现人口与经济、社会、资源、环境的协调发展，推行计划生育，维护公民的合法权益，促进家庭幸福、民族繁荣与社会进步，根据宪法，制定本法。

第二条 我国是人口众多的国家，实行计划生育是国家的基本国策。

国家采取综合措施，控制人口数量，提高人口素质。

国家依靠宣传教育、科学技术进步、综合服务、建立健全奖励和社会保障制度，开展人口与计划生育工作。

第三条 开展人口与计划生育工作，应当与增加妇女受教育和就业机会、增进妇女健康、提高妇女地位相结合。

第四条 各级人民政府及其工作人员在推行计划生育工作中应当严格依法行政，文明执法，不得侵犯公民的合法权益。

计划生育行政部门及其工作人员依法执行公务受法律保护。

第五条 国务院领导全国的人口与计划生育工作。

地方各级人民政府领导本行政区域内的人口与计划生育工作。

第六条 国务院计划生育行政部门负责全国计划生育工作和与计划生育有关的人口工作。

县级以上地方各级人民政府计划生育行政部门负责本行政区域内的计划生育工作和与计划生育有关的人口工作。

县级以上各级人民政府其他有关部门在各自的职责范围内，负责有关的人口与计划生育工作。

第七条　工会、共产主义青年团、妇女联合会及计划生育协会等社会团体、企业事业组织和公民应当协助人民政府开展人口与计划生育工作。

第八条　国家对在人口与计划生育工作中做出显著成绩的组织和个人,给予奖励。

第二章　人口发展规划的制定与实施

第九条　国务院编制人口发展规划,并将其纳入国民经济和社会发展计划。

县级以上地方各级人民政府根据全国人口发展规划以及上一级人民政府人口发展规划,结合当地实际情况编制本行政区域的人口发展规划,并将其纳入国民经济和社会发展计划。

第十条　县级以上各级人民政府根据人口发展规划,制定人口与计划生育实施方案并组织实施。

县级以上各级人民政府计划生育行政部门负责实施人口与计划生育实施方案的日常工作。

乡、民族乡、镇的人民政府和城市街道办事处负责本管辖区域内的人口与计划生育工作,贯彻落实人口与计划生育实施方案。

第十一条　人口与计划生育实施方案应当规定控制人口数量,加强母婴保健,提高人口素质的措施。

第十二条　村民委员会、居民委员会应当依法做好计划生育工作。

机关、部队、社会团体、企业事业组织应当做好本单位的计划生育工作。

第十三条　计划生育、教育、科技、文化、卫生、民政、新闻出版、广播电视等部门应当组织开展人口与计划生育宣传教育。

大众传媒负有开展人口与计划生育的社会公益性宣传的义务。

学校应当在学生中,以符合受教育者特征的适当方式,有计划地开展生理卫生教育、青春期教育或者性健康教育。

第十四条　流动人口的计划生育工作由其户籍所在地和现居住地的人民政府共同负责管理,以现居住地为主。

第十五条　国家根据国民经济和社会发展状况逐步提高人口与计划生育经费投入的总体水平。各级人民政府应当保障人口与计划生育工作必要的经费。

各级人民政府应当对贫困地区、少数民族地区开展人口与计划生育工作给予重点扶持。

国家鼓励社会团体、企业事业组织和个人为人口与计划生育工作提供捐助。

任何单位和个人不得截留、克扣、挪用人口与计划生育工作费用。

第十六条　国家鼓励开展人口与计划生育领域的科学研究和对外交流与合作。

第三章　生育调节

第十七条　公民有生育的权利,也有依法实行计划生育的义务,夫妻双方在实行计划生育中负有共同的责任。

第十八条　国家提倡一对夫妻生育两个子女。

符合法律、法规规定条件的,可以要求安排再生育子女。具体办法由省、自治区、直辖市人民代表大会或者其常务委员会规定。

少数民族也要实行计划生育,具体办法由省、自治区、直辖市人民代表大会或者其常务委员会规定。

夫妻双方户籍所在地的省、自治区、直辖市之间关于再生育子女的规定不一致的,按照有利于当事人的原则适用。

第十九条　实行计划生育,以避孕为主。

国家创造条件,保障公民知情选择安全、有效、适宜的避孕节育措施。实施避孕节育手术,应当保证受术者的安全。

第二十条　育龄夫妻自主选择计划生育避孕节育措施,预防和减少非意愿妊娠。

第二十一条　实行计划生育的育龄夫妻免费享受国家规定的基本项目的计划生育技术服务。

前款规定所需经费,按照国家有关规定列入财政预算或者由社会保险予以保障。

第二十二条　禁止歧视、虐待生育女婴的妇女和不育的妇女。

禁止歧视、虐待、遗弃女婴。

第四章　奖励与社会保障

第二十三条　国家对实行计划生育的夫妻,按照规定给予奖励。

第二十四条　国家建立、健全基本养老保险、基本医疗保险、生育保险和社会福利等社会保障制度,促进计划生育。

国家鼓励保险公司举办有利于计划生育的保险项目。

有条件的地方可以根据政府引导、农民自愿的原则,在农村实行多种形式的养老保障办法。

第二十五条　符合法律、法规规定生育子女的夫妻,可以获得延长生育假的奖励或者其他福利待遇。

第二十六条　妇女怀孕、生育和哺乳期间,按照国家有关规定享受特殊劳动保护并可以获得帮助和补偿。

公民实行计划生育手术,享受国家规定的休假;地方人民政府可以给予奖励。

第二十七条　在国家提倡一对夫妻生育一个子女期间,自愿终身只生育一个子女的夫妻,国家发给《独生子女父母光荣证》。

获得《独生子女父母光荣证》的夫妻,按照国家和省、自治区、直辖市有关规定享受独生子女父母奖励。

法律、法规或者规章规定给予获得《独生子女父母光荣证》的夫妻奖励的措施中由其所在单位落实的,有关单位应当执行。

获得《独生子女父母光荣证》的夫妻,独生子女发生意外伤残、死亡的,按照规定获得扶助。

在国家提倡一对夫妻生育一个子女期间,按照规定应当享受计划生育家庭老年人奖励扶助的,继续享受相关奖励扶助。

第二十八条　地方各级人民政府对农村实行计划生育的家庭发展经济,给予资金、技术、培训等方面的支持、优惠;对实行计划生育的贫困家庭,在扶贫贷款、以工代赈、扶贫项目和社会救济等方面给予优先照顾。

第二十九条　本章规定的奖励措施,省、自治区、直辖市和较大的市的人民代表大会及其常务委员会或者人民政府可以依据本法和有关法律、行政法规的规定,结合当地实际情况,制定具体实施办法。

第五章　计划生育技术服务

第三十条　国家建立婚前保健、孕产期保健制度,防止或者减少出生缺陷,提高出生婴儿健康水平。

第三十一条　各级人民政府应当采取措施,保障公民享有计划生育技术服务,提高公民的生殖健康水平。

第三十二条　地方各级人民政府应当合理配置、综合利用卫生资源,建立、健全由计划生育技术服务机构和从事计划生育技术服务的医疗、保健机构组成的计划生育技术服务网络,改善技术服务设施和条件,提高技术服务水平。

第三十三条　计划生育技术服务机构和从事计划生育技术服务的医疗、保健机构应当在各自的职责范围内,针对育龄人群开展人口与计划生育基础知识宣传教育,对已婚育龄妇女开展孕情检查、随访服务工作,承担计划生育、生殖保健的咨询、指导和技术服务。

第三十四条　计划生育技术服务人员应当指导实行计划生育的公民选择安全、有效、适宜的避孕措施。

对已生育子女的夫妻,提倡选择长效避孕措施。

国家鼓励计划生育新技术、新药具的研究、应用和推广。

第三十五条　严禁利用超声技术和其他技术手段进行非医学需要的胎儿性别鉴定;严禁非医学需要的选择性别的人工终止妊娠。

第六章　法律责任

第三十六条　违反本法规定,有下列行为之一的,由计划生育行政部门或者卫生行政部门依据职权责令改正,给予警告,没收违法所得;违法所得一万元以上的,处违法所得二倍以上六倍以下的罚款;没有违法所得或者违法所得不足一万元的,处一万元以上三万元以下的罚款;情节严重的,由原发证机关吊销执业证书;构成犯罪的,依法追究刑事责任:

(一)非法为他人施行计划生育手术的;

(二)利用超声技术和其他技术手段为他人进行非医学需要的胎儿性别鉴定或者选择性别的人工终止妊娠的;

(三)进行假医学鉴定、出具假计划生育证明的。

第三十七条　伪造、变造、买卖计划生育证明,由计划生育行政部门没收违法所得,违法所得五千元以上的,处违法所得二倍以上十倍以下的罚款;没有违法所得或者违法所得不足五千元的,处五千元以上二万元以下的罚款;构成犯罪的,依法追究刑事责任。

以不正当手段取得计划生育证明的,由计划生育行政部门取消其计划生育证明;出具证明的单位有过错的,对直接负责的主管人员和其他直接责任人员依法给予行政处分。

第三十八条　计划生育技术服务人员违章操作或者延误抢救、诊治,造成严重后果的,依照有关法律、行政法规的规定承担相应的法律责任。

第三十九条　国家机关工作人员在计划生育工作中,有下列行为之一,构成犯罪的,依法追究刑事责任;尚不构成犯罪的,依法给予行政处分;有违法所得的,没收违法所得:

(一)侵犯公民人身权、财产权和其他合法权益的;

(二)滥用职权、玩忽职守、徇私舞弊的;

(三)索取、收受贿赂的;

(四)截留、克扣、挪用、贪污计划生育经费或者社会抚养费的;

(五)虚报、瞒报、伪造、篡改或者拒报人口与计划生育统计数据的。

第四十条　违反本法规定,不履行协助计划生育管理义务的,由有关地方人民政府责令改正,并给予通报批评;对直接负责的主管人员和其他直接责任人员依法给予行政处分。

第四十一条　不符合本法第十八条规定生育子女的公民,应当依法缴纳社会抚养费。

未在规定的期限内足额缴纳应当缴纳的社会抚养费的,自欠缴之日起,按照国家有关规定加收滞纳金;仍不缴纳的,由做出征收决定的计划生育行政部门依法向人民法院申请强制执行。

第四十二条　按照本法第四十一条规定缴纳社会抚养费的人员,是国家工作人员的,还应当依法给予行政处分;其他人员还应当由其所在单位或者组织给予纪律处分。

第四十三条　拒绝、阻碍计划生育行政部门及其工作人员依法执行公务的,由计划生育行政部门给予批评教育并予以制止;构成违反治安管理行为的,依法给予治安管理处罚;构成犯罪的,依法追究刑事责任。

第四十四条　公民、法人或者其他组织认为行政机关在实施计划生育管理过程中侵犯其合法权益,可以依法申请行政复议或者提起行政诉讼。

第七章　附　则

第四十五条　流动人口计划生育工作的具体管理办法、计划生育技术服务的具体管理办法和社会抚养费的征收管理办法,由国务院制定。

第四十六条　中国人民解放军执行本法的具体办法,由中央军事委员会依据本法制定。

第四十七条　本法自 2002 年 9 月 1 日起施行。

第二节　产科相关法规

我国政府在颁布相关法律的同时,还制定了诸多法规,以切实保障母婴的合法权益。为推动《中华人民共和国母婴保健法》的顺利实施,国务院公布了《中华人民共和国母婴保健法实施办法》,明确了母婴保健技术服务的内容和各相关部门在母婴保健工作中的职责等,同时,卫计委制定了《母婴保健专项技术服务许可及人员资格管理办法》等,加强对母婴保健服务机构及人员的管理。具体细则如下。

一、中华人民共和国母婴保健法实施办法

（中华人民共和国国务院令第 308 号）

现公布《中华人民共和国母婴保健法实施办法》,自公布之日起施行。

总理　朱镕基

2001 年 6 月 20 日

第一章　总　则

第一条　根据《中华人民共和国母婴保健法》(以下简称母婴保健法),制定本办法。

第二条　在中华人民共和国境内从事母婴保健服务活动的机构及其人员应当遵守母婴保健法和本办法。

从事计划生育技术服务的机构开展计划生育技术服务活动,依照《计划生育技术服务管理条例》的规定执行。

第三条　母婴保健技术服务主要包括下列事项:

（一）有关母婴保健的科普宣传、教育和咨询;

（二）婚前医学检查;

（三）产前诊断和遗传病诊断;

（四）助产技术;

（五）实施医学上需要的节育手术;

（六）新生儿疾病筛查;

（七）有关生育、节育、不育的其他生殖保健服务。

第四条　公民享有母婴保健的知情选择权。国家保障公民获得适宜的母婴保健服务的权利。

第五条　母婴保健工作以保健为中心,以保障生殖健康为目的,实行保健和临床相结合,面向群体、面向基层和预防为主的方针。

第六条　各级人民政府应当将母婴保健工作纳入本级国民经济和社会发展计划,为母婴保健事业的发展提供必要的经济、技术和物质条件,并对少数民族地区、贫困地

区的母婴保健事业给予特殊支持。

县级以上地方人民政府根据本地区的实际情况和需要,可以设立母婴保健事业发展专项资金。

第七条 国务院卫生行政部门主管全国母婴保健工作,履行下列职责:

(一)制定母婴保健法及本办法的配套规章和技术规范;

(二)按照分级分类指导的原则,制定全国母婴保健工作发展规划和实施步骤;

(三)组织推广母婴保健及其他生殖健康的适宜技术;

(四)对母婴保健工作实施监督。

第八条 县级以上各级人民政府财政、公安、民政、教育、劳动保障、计划生育等部门应当在各自职责范围内,配合同级卫生行政部门做好母婴保健工作。

第二章 婚前保健

第九条 母婴保健法第七条所称婚前卫生指导,包括下列事项:

(一)有关性卫生的保健和教育;

(二)新婚避孕知识及计划生育指导;

(三)受孕前的准备、环境和疾病对后代影响等孕前保健知识;

(四)遗传病的基本知识;

(五)影响婚育的有关疾病的基本知识;

(六)其他生殖健康知识。

医师进行婚前卫生咨询时,应当为服务对象提供科学的信息,对可能产生的后果进行指导,并提出适当的建议。

第十条 在实行婚前医学检查的地区,准备结婚的男女双方在办理结婚登记前,应当到医疗、保健机构进行婚前医学检查。

第十一条 从事婚前医学检查的医疗、保健机构,由其所在地设区的市级人民政府卫生行政部门进行审查;符合条件的,在其《医疗机构执业许可证》上注明。

第十二条 申请从事婚前医学检查的医疗、保健机构应当具备下列条件:

(一)分别设置专用的男、女婚前医学检查室,配备常规检查和专科检查设备;

(二)设置婚前生殖健康宣传教育室;

(三)具有符合条件的进行男、女婚前医学检查的执业医师。

第十三条 婚前医学检查包括询问病史、体格及相关检查。

婚前医学检查应当遵守婚前保健工作规范并按照婚前医学检查项目进行。婚前保健工作规范和婚前医学检查项目由国务院卫生行政部门规定。

第十四条 经婚前医学检查、医疗、保健机构应当向接受婚前医学检查的当事人出具婚前医学检查证明。

婚前医学检查证明应当列明是否发现下列疾病:

(一)在传染期内的指定传染病;

(二)在发病期内的有关精神病;

(三)不宜生育的严重遗传性疾病;

(四)医学上认为不宜结婚的其他疾病。

发现前款第(一)项、第(二)项、第(三)项疾病的,医师应当向当事人说明情况,提出预防、治疗以及采取相应医学措施的建议。当事人依据医生的医学意见,可以暂缓结婚,也可以自愿采用长效避孕措施或者结扎手术;医疗、保健机构应当为其治疗提供医学咨询和医疗服务。

第十五条　经婚前医学检查,医疗、保健机构不能确诊的,应当转到设区的市级以上人民政府卫生行政部门指定的医疗、保健机构确诊。

第十六条　在实行婚前医学检查的地区,婚姻登记机关在办理结婚登记时,应当查验婚前医学检查证明或者母婴保健法第十一条规定的医学鉴定证明。

第三章　孕产期保健

第十七条　医疗、保健机构应当为育龄妇女提供有关避孕、节育、生育、不育和生殖健康的咨询和医疗保健服务。

医师发现或者怀疑育龄夫妻患有严重遗传性疾病的,应当提出医学意见;限于现有医疗技术水平难以确诊的,应当向当事人说明情况。育龄夫妻可以选择避孕、节育、不孕等相应的医学措施。

第十八条　医疗、保健机构应当为孕产妇提供下列医疗保健服务:

(一)为孕产妇建立保健手册(卡),定期进行产前检查;

(二)为孕产妇提供卫生、营养、心理等方面的医学指导与咨询;

(三)对高危孕妇进行重点监护、随访和医疗保健服务;

(四)为孕产妇提供安全分娩技术服务;

(五)定期进行产后访视,指导产妇科学喂养婴儿;

(六)提供避孕咨询指导和技术服务;

(七)对产妇及其家属进行生殖健康教育和科学育儿知识教育;

(八)其他孕产期保健服务。

第十九条　医疗、保健机构发现孕妇患有下列严重疾病或者接触物理、化学、生物等有毒、有害因素,可能危及孕妇生命安全或者可能严重影响孕妇健康和胎儿正常发育的,应当对孕妇进行医学指导和下列必要的医学检查:

(一)严重的妊娠合并症或者并发症;

(二)严重的精神性疾病;

(三)国务院卫生行政部门规定的严重影响生育的其他疾病。

第二十条　孕妇有下列情形之一的,医师应当对其进行产前诊断:

(一)羊水过多或者过少的;

(二)胎儿发育异常或者胎儿有可疑畸形的;

(三)孕早期接触过可能导致胎儿先天缺陷的物质的;

(四)有遗传病家族史或者曾经分娩过先天性严重缺陷婴儿的;

(五)初产妇年龄超过35周岁的。

第二十一条　母婴保健法第十八条规定的胎儿的严重遗传性疾病、胎儿的严重缺陷、孕妇患继续妊娠可能危及其生命健康和安全的严重疾病目录,由国务院卫生行政部门规定。

第二十二条　生育过严重遗传性疾病或者严重缺陷患儿的,再次妊娠前,夫妻双方应当按照国家有关规定到医疗、保健机构进行医学检查。医疗、保健机构应当向当事人介绍有关遗传性疾病的知识,给予咨询、指导。对诊断患有医学上认为不宜生育的严重遗传性疾病的,医师应当向当事人说明情况,并提出医学意见。

第二十三条　严禁采用技术手段对胎儿进行性别鉴定。

对怀疑胎儿可能为伴性遗传病,需要进行性别鉴定的,由省、自治区、直辖市人民政府卫生行政部门指定的医疗、保健机构按照国务院卫生行政部门的规定进行鉴定。

第二十四条　国家提倡住院分娩。医疗、保健机构应当按照国务院卫生行政部门制定的技术操作规范,实施消毒接生和新生儿复苏,预防产伤及产后出血等产科并发症,降低孕产妇及围产儿发病率、死亡率。

没有条件住院分娩的,应当由经县级地方人民政府卫生行政部门许可并取得家庭接生员技术证书的人员接生。

高危孕妇应当在医疗、保健机构住院分娩。

第四章　婴儿保健

第二十五条　医疗、保健机构应当按照国家有关规定开展新生儿先天性、遗传性代谢病筛查、诊断、治疗和监测。

第二十六条　医疗、保健机构应当按照规定进行新生儿访视,建立儿童保健手册(卡),定期对其进行健康检查,提供有关预防疾病、合理膳食、促进智力发育等科学知识,做好婴儿多发病、常见病防治等医疗保健服务。

第二十七条　医疗、保健机构应当按照规定的程序和项目对婴儿进行预防接种。

婴儿的监护人应当保证婴儿及时接受预防接种。

第二十八条　国家推行母乳喂养。医疗、保健机构应当为实施母乳喂养提供技术指导,为住院分娩的产妇提供必要的母乳喂养条件。

医疗、保健机构不得向孕产妇和婴儿家庭宣传、推荐母乳代用品。

第二十九条　母乳代用品产品包装标签应当在显著位置标明母乳喂养的优越性。

母乳代用品生产者、销售者不得向医疗、保健机构赠送产品样品或者以推销为目的有条件地提供设备、资金和资料。

第三十条　妇女享有国家规定的产假。有不满1周岁婴儿的妇女,所在单位应当在劳动时间内为其安排一定的哺乳时间。

第五章　技术鉴定

第三十一条　母婴保健医学技术鉴定委员会分为省、市、县三级。

母婴保健医学技术鉴定委员会成员应当符合下列任职条件:

(一)县级母婴保健医学技术鉴定委员会成员应当具有主治医师以上专业技术职务;

(二)设区的市级和省级母婴保健医学技术鉴定委员会成员应当具有副主任医师以上专业技术职务。

第三十二条　当事人对婚前医学检查、遗传病诊断、产前诊断结果有异议,需要进一步确诊的,可以自接到检查或者诊断结果之日起 15 日内向所在地县级或者设区的市级母婴保健医学技术鉴定委员会提出书面鉴定申请。

母婴保健医学技术鉴定委员会应当自接到鉴定申请之日起 30 日内作出医学技术鉴定意见,并及时通知当事人。

当事人对鉴定意见有异议的,可以自接到鉴定意见通知书之日起 15 日内向上一级母婴保健医学技术鉴定委员会申请再鉴定。

第三十三条　母婴保健医学技术鉴定委员会进行医学鉴定时须有 5 名以上相关专业医学技术鉴定委员会成员参加。

鉴定委员会成员应当在鉴定结论上署名;不同意见应当如实记录。鉴定委员会根据鉴定结论向当事人出具鉴定意见书。

母婴保健医学技术鉴定管理办法由国务院卫生行政部门制定。

第六章　监督管理

第三十四条　县级以上地方人民政府卫生行政部门负责本行政区域内的母婴保健监督管理工作,履行下列监督管理职责:

(一)依照母婴保健法和本办法以及国务院卫生行政部门规定的条件和技术标准,对从事母婴保健工作的机构和人员实施许可,并核发相应的许可证书;

(二)对母婴保健法和本办法的执行情况进行监督检查;

(三)对违反母婴保健法和本办法的行为,依法给予行政处罚;

(四)负责母婴保健工作监督管理的其他事项。

第三十五条　从事遗传病诊断、产前诊断的医疗、保健机构和人员,须经省、自治区、直辖市人民政府卫生行政部门许可。

从事婚前医学检查的医疗、保健机构和人员,须经设区的市级人民政府卫生行政部门许可。

从事助产技术服务、结扎手术和终止妊娠手术的医疗、保健机构和人员以及从事家庭接生的人员,须经县级人民政府卫生行政部门许可,并取得相应的合格证书。

第三十六条　卫生监督人员在执行职务时,应当出示证件。

卫生监督人员可以向医疗、保健机构了解情况,索取必要的资料,对母婴保健工作进行监督、检查,医疗、保健机构不得拒绝和隐瞒。

卫生监督人员对医疗、保健机构提供的技术资料负有保密的义务。

第三十七条　医疗、保健机构应当根据其从事的业务,配备相应的人员和医疗设备,对从事母婴保健工作的人员加强岗位业务培训和职业道德教育,并定期对其进行检查、考核。

医师和助产人员(包括家庭接生人员)应当严格遵守有关技术操作规范,认真填写各项记录,提高助产技术和服务质量。

助产人员的管理,按照国务院卫生行政部门的规定执行。

从事母婴保健工作的执业医师应当依照母婴保健法的规定取得相应的资格。

第三十八条　医疗、保健机构应当按照国务院卫生行政部门的规定,对托幼园、所卫生保健工作进行业务指导。

第三十九条　国家建立孕产妇死亡、婴儿死亡和新生儿出生缺陷监测、报告制度。

第七章　罚　则

第四十条　医疗、保健机构或者人员未取得母婴保健技术许可,擅自从事婚前医学检查、遗传病诊断、产前诊断、终止妊娠手术和医学技术鉴定或者出具有关医学证明的,由卫生行政部门给予警告,责令停止违法行为,没收违法所得;违法所得5000元以上的,并处违法所得3倍以上5倍以下的罚款;没有违法所得或者违法所得不足5000元的,并处5000元以上2万元以下的罚款。

第四十一条　从事母婴保健技术服务的人员出具虚假医学证明文件的,依法给予行政处分;有下列情形之一的,由原发证部门撤销相应的母婴保健技术执业资格或者医师执业证书:

(一)因延误诊治,造成严重后果的;

(二)给当事人身心健康造成严重后果的;

(三)造成其他严重后果的。

第四十二条　违反本办法规定进行胎儿性别鉴定的,由卫生行政部门给予警告,责令停止违法行为;对医疗、保健机构直接负责的主管人员和其他直接责任人员,依法给予行政处分。进行胎儿性别鉴定两次以上的或者以营利为目的进行胎儿性别鉴定的,并由原发证机关撤销相应的母婴保健技术执业资格或者医师执业证书。

第八章　附　则

第四十三条　婚前医学检查证明的格式由国务院卫生行政部门规定。

第四十四条　母婴保健法及本办法所称的医疗、保健机构,是指依照《医疗机构管理条例》取得卫生行政部门医疗机构执业许可的各级各类医疗机构。

第四十五条　本办法自公布之日起施行。

二、母婴保健专项技术服务许可人员资格管理办法

卫妇发〔1995〕第7号

第一条　根据《中华人民共和国母婴保健法》第三十二条和第三十三条的规定制定本办法。

第二条　凡开展《中华人民共和国母婴保健法》规定的婚前医学检查、遗传病诊断、产前诊断、施行结扎手术和终止妊娠手术技术服务的医疗保健机构,必须符合本办法规定的条件,经卫生行政部门审查批准,取得《母婴保健技术服务执业许可证》。

第三条　施行结扎手术、终止妊娠手术的审批,由县级卫生行政部门负责;婚前医学检查的审批,由设区的市级以上卫生行政部门负责;遗传病诊断、产前诊断以及涉外婚前医学检查的审批,由省级卫生行政部门负责。

第四条　申请开展婚前医学检查、遗传病诊断、产前诊断以及施行结扎手术和终

止妊娠手术的医疗保健机构,必须同时具备下列条件:

(一)符合当地医疗保健机构设置规划;

(二)取得《医疗机构执业许可证》;

(三)符合《母婴保健专项技术服务基本标准》;

(四)符合审批机关规定的其他条件。

第五条 申请婚前医学检查、遗传病诊断、产前诊断以及施行结扎手术和终止妊娠手术许可的医疗保健机构,必须向审批机关,提交《母婴保健技术服务执业许可申请登记书》并交验下列材料:

(一)《医疗机构执业许可证》及其副本;

(二)有关医师的《母婴保健技术考核合格证书》;

(三)审批机关规定的其他材料。

申请母婴保健专项技术服务应向审批机构交纳审批费。收费标准由各省、自治区、直辖市卫生行政部门会同当地物价管理部门规定。

第六条 审批机关受理申请后,应当在 60 日内,按照本办法规定的条件及《母婴保健专项技术服务基本标准》进行审查和核实。经审核合格的,发给《母婴保健技术服务执业许可证》;审核不合格的,将审核结果和理由以书面形式通知申请人。

第七条 《母婴保健技术服务执业许可证》的有效期为三年,有效期满继续开展母婴保健专项技术服务的,应当按照本办法规定的程序,重新办理审批手续。

第八条 申请变更《母婴保健技术服务执业许可证》的许可项目的,应当依照本办法规定的程序重新报批。

第九条 医疗保健机构应当把《母婴保健技术服务执业许可证》悬挂在明显处所。

第十条 凡从事《中华人民共和国母婴保健法》规定的婚前医学检查、遗传病诊断、产前诊断、施行结扎手术和终止妊娠手术以及家庭接生技术服务的人员,必须符合《母婴保健专项技术服务基本标准》的有关规定,经考核合格,取得《母婴保健技术考核合格证书》《家庭接生员技术合格证书》。

第十一条 从事遗传病诊断、产前诊断技术服务人员的资格考核,由省级卫生行政部门负责;从事婚前医学检查技术服务人员的资格考核,由设区的市级以上卫生行政部门负责;结扎手术和终止妊娠手术以及从事家庭接生技术服务人员的资格考核,由县级以上地方卫生行政部门负责。

母婴保健技术人员资格考核内容由卫生部规定。

第十二条 母婴保健技术人员资格考核办法由各省、自治区、直辖市卫生行政部门规定。

第十三条 经考核合格,取得《母婴保健技术考核合格证书》的卫生技术人员,不得私自或者在未取得《母婴保健技术服务执业许可证》的机构中开展母婴保健专项技术服务。

第十四条 《母婴保健技术服务执业许可证》和《母婴保健技术考核合格证书》《家庭接生员技术合格证书》应当妥善保管,不得出借或者涂改,禁止伪造、变造、盗用以及买卖。

第十五条 《母婴保健技术服务执业许可证》和《母婴保健技术考核合格证书》

《家庭接生员技术合格证书》遗失后,应当及时报告原发证机关,并申请办理补发证书的手续。

第十六条　本办法实施前已经开展婚前医学检查、遗传病诊断、产前诊断以及施行结扎手术和终止妊娠手术的医疗保健机构,应当在本办法施行后的6个月内,按照本办法的规定补办审批手续。

第十七条　本办法实施前已经开展婚前医学检查、遗传病诊断、产前诊断以及施行结扎手术和终止妊娠手术的医师,经考核认定,发给《母婴保健技术考核合格证书》。已从事家庭接生的人员,经考核认定,发给《家庭接生员技术合格证书》。具体办法由省、自治区、直辖市卫生行政部门规定。

第十八条　《母婴保健技术服务执业许可证》和《母婴保健技术考核合格证书》和《家庭接生员技术合格证书》由卫生部统一印制。

第十九条　本办法由卫生部负责解释。

第二十条　本办法自发布之日起施行。

（徐州医科大学护理学院　李　丽）

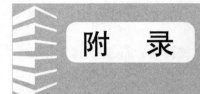

产科常用技术

第一节　会阴切开缝合术

阴道分娩时,因某些情况需要扩大产道或缩短产程,须采取会阴切开缝合术。此手术根据切开部位分为会阴侧切、会阴正中切开两种。临床常用前者。

1. 适应证　①妊娠高血压疾病、妊娠合并心脏病需缩短第二产程;②须做产钳、胎头吸引术或做臀位助产术;③第二产程继发宫缩乏力;④第二产程胎儿宫内窒息;⑤会阴水肿、会阴坚韧、瘢痕形成、耻骨弓狭窄、持续性枕后位。

2. 禁忌证　①直肠黏膜感染性疾病或瘘;②不能经阴道分娩者;③拒绝接受手术者;④经产妇,胎儿较小,前次分娩会阴完整。

3. 麻醉准备　可用1%普鲁卡因或1.5%利多卡因做会阴局部浸润麻醉;或选用1%普鲁卡因或1.5%利多卡因做会阴阻滞麻醉。

4. 体位准备　产妇体位采用仰卧屈膝位或膀胱截石位。

5. 术前准备　①会阴切开剪、持针器、缝合针、注射器、巾钳、缝线、纱布;②会阴部备皮;③导尿;④阴道检查;⑤向孕妇说明会阴切开缝合术的目的,缓解孕妇紧张情绪。目的是为了避免会阴严重的撕裂伤,减少分娩阻力,有利于胎儿的娩出,缩短产程,预防产后阴道前后壁膨出、子宫脱垂、盆底松弛综合征等。

6. 手术步骤　会阴切开时机,应选择在会阴体变薄且宫口开全、胎头着冠时。

(1) 麻醉　常规选会阴部神经阻滞麻醉;较小的会阴切开,局部浸润麻醉即可。术者左手持纱布,轻压手术区皮肤,使皮肤紧绷,以利于右手进针。术者右手先用7号长针于左侧坐骨结节与会阴后联合间中点进针,在皮内注射,然后进针至坐骨棘(以手指置阴道内扪及坐骨棘为引导),先抽无回血,然后在坐骨棘及其上下注射0.5%普鲁卡因5 mL,再退至皮下向大阴唇下侧至会阴后联合间做扇形浸润麻醉约10 mL。

(2) 切开　会阴侧切时左右均可,临床以左侧常见。自会阴后联合向左侧或右侧坐骨结节方向(与会阴正中切线成45°~60°角)剪开,剪刀与皮肤垂直,待产妇用力屏气,会阴绷紧时,术者以左手示、中指插入胎儿先露部与阴道壁之间,二指略展开,使会阴稍隆起,全层切开,切口长度一般3~4 cm,根据具体情况可延长至4~5 cm。切开后用纱布压迫止血,若有活动性出血,应"8"字缝合止血。

（3）检查　有无会阴裂伤,切口顶端位置,对侧情况。再次消毒会阴部,特别是肛门周围。将无菌纱布塞入阴道暂时止血,暴露好会阴切口。

（4）缝合　用左手两指分开阴道,找到切口创缘的顶端上 0.5～1.0 cm 处开始缝合,临床常选用可吸收手术缝线,做连续"锁边"缝合或间断缝合阴道黏膜及黏膜下组织,至处女膜环内侧,然后将深部组织做 2～3 层间断缝合,最后用 4-0 可吸收手术缝线,连续皮内缝合,第一针和最后一针在皮下打结将线结埋在皮下。术毕取出堵塞阴道的纱布。

7.注意事项　①应估计会阴切开后 5～10 min 内胎儿可娩出。过早切开,切口流血过多,切口暴露时间较长,会增加感染机会,导致贫血。②各层组织缝合时不宜过紧过密,以防组织肿胀、坏死。③缝合皮下组织时不应留下空腔,以免积血感染、切口愈合不良。④缝合完毕后,肛查缝线有无穿过直肠黏膜,如确有缝线穿过直肠黏膜,则应拆除重缝。

8.术后护理　①严格执行医嘱,对症、抗感染治疗;②让产妇适当活动,取切口对侧卧位,减少切口的压迫,有利于血液循环;③保持外阴清洁,每天 1∶20 碘伏擦洗会阴 2 次,排便后另行清洗;④术后每日查看切口有无渗血、红肿、硬结、脓性分泌物等,发现切口异常情况须及时对症处理。

问题分析与能力提升

病例摘要:女,31 岁,G_2P_1,于 2014 年顺产分娩一女活婴,体重 2 750 g。现孕 39 周,阴道少量出血,腹部阵发性疼痛 6 h,胎儿估重 3 750 g。产科检查:宫口开全,胎头着冠。

讨论:1.该孕妇可否行会阴切开缝合术? 注意事项有哪些?

2.术前该如何与孕妇沟通?

3.术后护理需要注意什么?

第二节　胎头吸引术

胎头吸引术是采用一种特制的吸引器置于胎头,形成负压后吸在胎头上面,通过牵引,协助娩出胎头的一种助产手术。胎头吸引器由吸头器、橡皮导管、抽吸器三部分组成。操作简单方便,但可因吸引负压过大、时间过长导致胎儿颅脑损伤、颅内出血、胎儿臂丛神经损伤、锁骨骨折及母体宫颈、阴道撕裂伤、产后大出血、直肠瘘等。临床使用时,须严格掌握适应证和操作方法,以减少母儿的损伤。

1.适应证

（1）缩短第二产程,如产妇合并心脏病、妊娠高血压综合征、哮喘等并发症,不宜于产妇娩出时屏气用力者。

（2）持续性枕后位、持续性枕横位,胎头内旋转受阻,医者徒手旋转不能纠正,需要旋转牵出胎头者。

（3）第二产程延长,初产妇宫口开全已达 2 h,经产妇胎头露于阴道口达 1 h 而未能娩出者。

（4）剖宫产史或子宫手术史,在第二产程子宫收缩力增强,易引起子宫破裂者。

（5）胎儿有宫内窘迫可能者。

2. 禁忌证　①严重胎儿窘迫;②颜面位、额位、高直位、臀位、横位或其他异常胎位;③骨盆狭窄或头盆不称。

3. 麻醉准备　行双侧阴部神经阻滞麻醉。

4. 体位准备　产妇体位采用仰卧屈膝位或膀胱截石位。

5. 术前准备

（1）胎头吸引器或电动吸引器、注射器、一次性吸引管、血管钳、新生儿急救物品。

（2）取膀胱截石位,常规消毒外阴,导尿,做阴道检查,排除头盆不称等禁忌证,胎膜未破者予以破膜。麻醉,行会阴侧切。

（3）向孕妇说明胎头吸引术的目的是为了有助于胎儿娩出,缩短产程,防止胎儿窒息、难产等,并告知可能出现的并发症。缓解孕妇紧张情绪。

6. 手术步骤　胎头吸引术的使用时机,胎儿存活;无明显头盆不称胎头已入盆;宫口开全;胎头双顶径已达坐骨棘平面,先露骨质部已达坐骨棘下 3 cm 或以下;胎膜已破或胎膜未破应先行人工破膜术。

（1）进一步核实是否具备实施胎头吸引术的条件。检查吸引器有无损坏、漏气、橡皮套是否松动,并将橡皮管接在吸头器的空心管柄上,连接负压装置。

（2）在吸引器胎头端涂以润滑油,左手分开两侧阴唇,暴露阴道外口,以中、示指掌侧向下撑开阴道后壁,右手持吸头器将胎头端向下压入阴道后壁前方,然后示、中二指掌面转向上,挑开阴道右侧壁,使吸头器右侧缘滑入阴道内,继而左手指转向上,提拉阴道前壁,使吸头器上缘滑入阴道内,最后拉开左侧阴道壁,使吸头器胎头端完全滑入阴道内并与胎头顶端紧贴,再一手扶持吸头器并稍向内推顶,使吸头器始终与胎头紧贴,左手示、中二指伸入阴道内沿吸头器胎头端与胎头衔接处检查一周,看二者是否紧密连接,并将胎头吸引器牵引柄与胎头矢状缝一致,作为旋转标志。术者左手扶持吸头器,固定不可滑动。

（3）抽吸空气形成负压,有注射器抽吸法、电动吸引器抽气法。

助手用空针逐渐缓慢抽气,一般抽出空气 150 mL 左右,如胎头位置较高,可酌情增加,负压形成后用血管钳夹紧橡皮接管,然后取下空针管。或将吸头器牵引柄气管上的橡皮管与电动吸引器的橡皮管相接,然后开动吸引器抽气,胎头位置低可用 40 kPa（300 mmHg）负压;胎头位置较高或胎儿较大,估计分娩困难者可用 60 kPa（450 mmHg）负压,一般情况可选用 50.7 kPa（380 mmHg）负压。

（4）术者先以示、中二指轻轻握持吸头器的牵引柄,缓慢用力试牵引,另一手示、中二指顶住胎头枕部。当吸引器向外牵拉时,示、中指指尖随吸头器下降则表示吸头器与胎头紧密衔接。有宫缩时配合先向外后牵引,使胎头离开耻骨联合向后并沿产轴方向下降,继之向前,然后向上牵引,使胎头沿产轴方向娩出。宫缩间歇时停止牵引,保持吸头器不随头回缩,宫缩时再行牵引。

（5）胎头娩出后,应立即拔开橡皮管或放开气管夹,消除吸头器内的负压,取下吸头器,按正常情况娩出胎头。胎儿娩出后常规肌内注射维生素 K 4 mg,预防颅内出血。

（6）分娩结束后,检查宫颈、阴道壁、会阴切口是否有撕裂伤,缝合修补。

7.注意事项

（1）严格掌握适应证、禁忌证。

（2）吸引器安放时应避开囟门。吸引时间，一般主张牵引时间 10～15 min，宫缩次数 5 次以内，牵引时间过长，并发症发生率增加。

（3）抽气须缓慢，否则所形成的产瘤不易填满吸头器而滑脱。牵引时用力均匀，不可过猛、过大，切忌左右摇晃。

（4）牵引过程中的滑脱为负压不够、牵引方向不对，可重新放置，加大负压，一般操作 2 次，操作 2 次未成功者立即改用产钳助娩，避免损伤胎儿。

（5）注意保护会阴　枕后位、枕横位者在牵引的同时缓慢旋转胎头，使枕部转至前位娩出。

8.术后护理　①严格执行医嘱，对症、抗感染治疗；②新生儿应按手术产儿常规护理，如有头皮损伤、血肿、颅内出血等，及时对症处理；③术后每日查看会阴部有无渗血、红肿、脓性分泌物等，发现异常情况须及时对症处理。

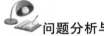

问题分析与能力提升

病例摘要：女，28 岁，G_2P_0，于 2012 年孕 5 月引产一次。平素月经规律，现孕 40^{+2} 周，阴道少量出血，腹部阵发性疼痛 16 h，胎儿估重 3 000 g，已破膜。产科检查：宫口开全，胎头着冠。

讨论：1.该孕妇可否行胎头吸引术？

　　　2.术前该如何与孕妇沟通？

　　　3.术后护理需要注意什么？

第三节　低位产钳术

低位产钳术是利用产钳作为牵引力，牵拉胎头娩出胎儿的手术。目前临床上，低位产钳术娩出胎儿较快，产妇不增加腹压情况下亦可牵引，有效降低了母儿并发症。

常使用的产钳为短弯型。产钳由左右两叶组成，产钳叶之间最宽的距离为 9 cm。每叶产钳又分为四个部分：钳匙（钳叶）、钳胫、钳锁、钳柄。钳匙是长圆形，中央有卵圆形孔，是夹持胎儿的部分。钳匙有两个弯度，内面凹，外面凸，以包裹住胎头；另一个是盆弯（骨盆弯），产钳匙向上弯，上面凹，下面凸，以适应产道与骨盆的弯度（即产轴的弯度）。两叶产钳交合部为钳锁。钳匙与钳锁间是钳胫。钳锁下方为钳柄，为术者握持牵拉的部分。

1.适应证

（1）子宫收缩乏力；持续性枕横位、枕后位，有轻度头盆不称可能；会阴较厚，坚韧等原因造成的第二产程延长。

（2）胎儿宫内窘迫，如胎心率快于 160 次/min，或低于 110 次/min，或破膜后羊水混浊、浓绿色，胎粪明显污染；宫口已开全而发生脐带脱垂者；胎盘早期剥离，宫口已开全，胎头已明显下降者；其他胎儿紧急情况，而宫口已开全者，需要缩短第二产程，以帮助胎儿尽快娩出。

（3）中、重度妊娠期高血压疾病、妊娠合并各种慢性疾病；产妇不宜屏气用力者，如合并心脏病；产妇有急性疾病，伴高热、乏力者；胎头吸引器失败者，可以考虑改用产钳助产术；因产妇情况而需要缩短第二产程者。

2. 禁忌证　①明显头盆不称、胎头没有衔接、胎方位异常。②宫口未开全。③胎儿死亡。④严重的胎儿窘迫，短期内不能结束阴道分娩者。

3. 麻醉准备　一般采用1%普鲁卡因或1.5%利多卡因做会阴局部浸润麻醉，或选用1%普鲁卡因或1.5%利多卡因做会阴阻滞麻醉。

4. 体位准备　产妇体位采用仰卧屈膝位或膀胱截石位。

5. 术前准备

（1）无菌产钳、吸氧面罩、注射器、一次性吸引管、血管钳、新生儿急救物品。

（2）阴道较紧者，可用手指在阴道内轻轻来回旋转扩张，以利于胎头通过。

（3）向产妇说明使用低位产钳术的目的是为了有助于胎儿娩出，缩短产程，防止胎儿窒息、难产，降低母儿并发症等，并告知可能出现的并发症。缓解产妇紧张情绪，取得其积极配合。

（4）低位产钳助产术使用的时机：双顶径已达坐骨棘水平以下，先露骨质最底部已达盆底，胎头矢状缝已转至骨盆出口的前后径上。

6. 手术步骤

（1）产妇取膀胱截石位。

（2）常规消毒、铺消毒巾。

（3）导尿。

（4）阴道检查，进一步检查宫颈口开大情况及胎头位置的高低及方位，排除头盆不称等禁忌证。

（5）麻醉，切开会阴。

（6）检查短弯型产钳。

（7）操作顺序

1）先放产钳的左叶，后放右叶，扣合。将产钳保持在会阴正中位置。术者左手握右叶，涂上润滑剂，右手做引导，缓缓放入阴道。胎头位置较低者，用示、中二指做引导即可；位置较高者，须将手的大部分伸入阴道做引导。

2）开始放入器械时，产钳与地面垂直，钳的凹面朝向会阴部，经阴道后壁轻轻插入，在右手的引导下，顺骨盆的弯度慢慢前进，边进边移向骨盆左侧，放到胎头的左侧面。放稳妥后取出右手，此时叶柄与地面平行，可用左手的无名指、小指托住。然后以同样方法，右手握产钳的右叶，在左手的引导下慢慢送入阴道，置于胎头的右侧面。

3）当产钳两叶放置适当时，可顺利合拢，若不能合拢可略向上下前后移动，并使两柄间始终保持约一指尖宽的距离。若调整后仍不易合拢，应取出重放。

4）钳叶合拢后，注意胎心监测，胎心正常，方可开始牵引。若胎心发生改变，说明可能钳叶扣合过紧或钳夹住脐带，应松开详细检查。牵引应在有宫缩时进行，用力应随宫缩而逐渐加强，再逐渐减弱。宫缩间歇期间松开产钳，以减少胎头受压，牵引方向随胎头的下降而改变。开始钳柄与地面平行，头位置较高者，应稍向下牵引。当枕部出现于耻骨弓下方，会阴部明显膨隆时，可改用单手缓缓向上提，帮助胎头仰伸娩出。

5）胎头着冠后，可取下产钳。取钳顺序与置入时相反，先下右叶，再下左叶，然后用手帮助胎头娩出。注意保护会阴。

（8）低位产钳术操作结束后，常规检查宫颈、阴道、会阴切口，有裂伤的及时修补缝合。

7. 注意事项

（1）为了防止牵引时因用力过度而造成创伤，术者可坐着牵引，双臂稍弯曲，双肘挨胸，慢慢用力。臂力不足者，可站立牵引，但对用力及牵引方向应很好掌握。

（2）情况紧急者，应快速娩出胎儿，但且不可粗暴操作。一般情况下，应随宫缩牵引，大都需要15～20 min，低位产钳术大多可在数分钟内结束分娩。

（3）牵引时勿将产钳两柄扣死，可在两柄间夹入小块纱布，以减少对胎头的压迫。

（4）操作困难时，应详细检查，酌情重新考虑分娩方式，切忌强行牵引。必要时可中转开腹行剖宫产术。

（5）注意钳匙放置的位置，若置于胎头前后部，可导致脑部损伤，引起新生儿死亡。

（6）胎儿娩出后，检查胎盘是否完整，应立即给予缩宫素、米索前列醇片等宫缩药物，以预防产后出血。

（7）软产道撕裂伤，甚至子宫破裂，多由手术粗暴引起。

8. 术后护理　①操作不当时，可导致新生儿头面部压挫伤、头面部神经损伤、颅内出血、颅骨骨折、眼部损伤等，故胎儿娩出后，应仔细检查，及时处理；②术后注意观察产妇宫缩、恶露、生命体征等情况；③由于实施产钳术的产妇产程延长，相对增加感染机会，同时膀胱受压黏膜水肿，产后易发生尿潴留，应尽早处理，留置导尿管，并酌情使用抗感染药物。

 问题分析与能力提升

病例摘要：女，25岁，G_4P_0，于2012年、2013年各人工流产一次，2014年孕4月引产一次。平素月经规律，现孕38^{+5}周，规律宫缩，阴道少量出血。产科检查：宫口开全，胎头着冠，已破膜。胎心率低于110次/min，破膜后羊水混浊、浓绿色，胎粪污染明显。

讨论：1. 该孕妇可否行低位产钳术？注意事项有哪些？

2. 术前该如何与孕妇沟通？

3. 术后护理需要注意什么？

第四节　臀位助产术

臀位分娩时，胎儿下肢、胎体、胎头全部被牵引娩出者称为臀位助产术。因胎儿臀部及下肢不能很好地扩张软产道，容易导致胎臂上举或胎头后出困难，新生儿死亡率、臂丛神经损伤较高。目前，臀位助产术已逐渐被剖宫产术取代，但在紧急情况下，仍可作为一种应急措施。

1. 适应证　①臀位分娩临产后宫口开全，胎臀已到达盆底，出现胎儿窘迫、脐带脱垂；②第二产程超过3 h而无进展；③产妇有严重合并症，如中重度妊娠高血压疾病、妊娠合并心脏病等,须立即臀位结束分娩;④横位或双胎第一胎儿娩出后因各种原因第二胎儿急需娩出而行内倒转术后;⑤无头盆不称;⑥宫口开全。

2.禁忌证　①骨盆狭窄,胎儿估重超过3 500 g;②臀位胎头仰伸;③宫口未开全;④骨盆狭窄、畸形;⑤高龄初产,瘢痕子宫。

3.麻醉准备　可用双侧阴部神经阻滞麻醉,如在产程中已用硬膜外阻滞镇痛则无须另外麻醉。

4.体位准备　产妇体位采用仰卧屈膝位或膀胱截石位。

5.术前准备

(1)产妇取膀胱截石位,外阴常规消毒,导尿。

(2)第一产程使用"堵"外阴的方法,为了使阴道和宫颈充分扩张,为胎头娩出做准备。

(3)胎儿臀位或产妇会阴较紧,需会阴侧切口较大。

(4)做好新生儿复苏抢救准备。

(5)备好后出头产钳。

(6)建立静脉通道,必要时静脉滴注缩宫素,以帮助产程顺利进展、子宫复旧,预防产后大出血。

6.手术步骤

(1)外阴消毒,导尿。

(2)阴道检查宫口开全,无明显头盆不称,进行臀位助产术。如为初产妇,待胎臀完全下降并使会阴部明显膨隆时可行会阴切开缝合术。如为臀位助产术,则宫口开全后决定行臀位助产术时即可行会阴切开缝合术。

(3)操作要点

1)胎儿单足或双足已显露于外阴部,有时则在阴道内,术者用手将胎儿单足或双足拉下,并轻轻向下牵引使躯体娩出。但如为单纯臀位,双腿及足上举,胎位下降后,术者可将示指伸入阴道内紧紧钩住骼腹股沟处,并向下牵引,一旦向下滑动,另一侧骼腹股沟亦已向下显露,则可将另一只手示指伸入对侧骼腹股沟处向下牵引使胎臀娩出。术者可用治疗巾包住胎臀,双手拇指放在骶部,其余各指握持胎儿髋部,随着宫缩轻轻牵引并旋转,使骶部边下降边转至正前方,以利于双肩进入骨盆上口。继续向外、向下牵引胎儿躯干的同时,徐徐将胎背转回原侧位,以使双肩径与骨盆出口前后径一致。

2)于耻骨联合下见腋窝时即可用下述方法之一娩出胎肩:①如欲先娩前肩,术者将胎臀向下牵引,前肩及上肢多可自然娩出,然后举胎体向上,后肩及上肢即可滑出阴道。亦可先娩后肩再娩前肩。如上肢不能自然娩出,术者可以示、中二指进入产道,压迫胎儿肘部使其弯曲,胎手即可自然娩出。②一旦见到胎儿腋部,即将胎儿肩胛外侧缘向胎儿脊柱方向推,胎儿一侧上肢便可经过胎儿前胸自然滑出。③按上述任一方法娩出一侧胎肩及上肢后,再将胎体旋转180°,在旋转过程中另一肩及上肢即可自然娩出。

3)将胎背转至前方,使胎头矢状缝与骨盆出口前后径一致。胎体骑跨在术者左前臂上,同时术者此手中指伸入胎儿口中:上顶上腭,示指及无名指扶于两侧上颌骨;术者右手中指压低胎头枕部使其俯屈,示指及无名指置于胎儿颈部两侧,先向下牵拉,同时助手在产妇下腹正中向下施以适当压力,使胎儿保持俯屈。当胎儿枕部低于耻骨弓下时,逐渐将胎体上举,以枕部为支点,使胎儿下颌、口、鼻、眼、额相继娩出。

7. 注意事项

（1）本手术常在紧急情况下施行,产道多未充分扩张,对母子有较大的危险,必须严格掌握其适应证、禁忌证。如估计阴道分娩可能有困难时,尽早行剖宫产术为宜。

（2）娩出胎儿胸腹部时,术者应注意双手勿握胎儿胸腹部,以免损伤内脏。当脐部娩出时,将脐带轻轻向外拉出数厘米,以免继续牵引时过度牵拉。

（3）下肢娩出困难时,术者将示指伸入阴道内紧紧钩住骼腹股沟处,并向下牵引,切忌用暴力以免股骨骨折。

（4）脐部露出 8 min 内胎头应娩出,时间超过 8 min 可导致胎儿严重窒息。

（5）上肢高举时,切忌不旋转即用示指钩住向下拉,此时易发生肱骨骨折。

（6）做好新生儿复苏抢救准备。

（7）操作过程中,术者应镇静、敏捷、动作轻柔,遵循操作步骤,按照分娩机制娩出胎儿,避免盲目用力造成产伤。

8. 术后护理　①留置导尿管;②检查有无宫颈、阴道、外阴撕裂伤,及时修补缝合;③检查新生儿有无髋关节脱位;④预防性抗感染治疗。

问题分析与能力提升

病例摘要:女,28 岁,G_1P_0,平素月经规律。现孕 39^{+1} 周,规律宫缩,阴道少量出血。产科检查:宫口开全,臀位,胎臀已到达盆底,破膜后出现胎儿窘迫,胎心 180 次/min。估计胎儿体重 2 700 g。

讨论:1. 该孕妇可否行臀位助产术? 注意事项有哪些?

　　　2. 术前该如何与孕妇沟通?

　　　3. 术后护理需要注意什么?

第五节　晚期妊娠引产术

妊娠 28 周以后,由于母体或胎儿方面的因素,采用人工方法诱发宫缩而达到终止妊娠的目的,称之为晚期妊娠引产术。

1. 适应证　①死胎、胎儿畸形、羊水过少;②产妇合并某些慢性病,如糖尿病、高血压、心脏病等,病情持续加重,无法控制者,危及母儿生命;③过期妊娠;④足月妊娠胎膜破裂 24 h 未临产者;⑤急性羊水过多出现压迫症状者。

2. 禁忌证　①瘢痕子宫;②畸形子宫;③前置胎盘;④胎盘早剥;⑤明显头盆不称、异常产位（臀位、横位等）、产道异常（阴道横隔、阴道肿瘤、严重宫颈水肿等）、多胎,估计阴道分娩有困难者;⑥胎盘功能低下,胎儿不能耐受阴道分娩。

3. 操作方法

（1）药物引产

作用机制:目前临床最常选用的药物为缩宫素,它的作用机制是对子宫平滑肌有选择性的收缩作用,存在个体差异。预产期越近,Bishop 宫颈成熟度评分越高,缩宫素使用的效果越好。

使用方法:从低浓度开始逐渐加量,先静脉给 5% 葡萄糖注射液,调整滴速为 8 滴/min,然后以 2.5 U 缩宫素加入 5% 葡萄糖注射液 500 mL 中配成 0.5% 浓度进行滴注。根据宫缩强弱进行调整,通常不超过 30 滴/min。宫缩间隔时间 2 ~ 3 min,持续 40 ~ 60 s。对于不敏感者,可适当调整剂量。

注意事项:①严格掌握适应证、禁忌证。②静脉滴注时,护理专人密切观察宫缩、生命体征、胎心变化。每 15 min 记录一次。如发现宫缩过强、胎儿窘迫,应立即停止滴注。必要时可使用镇静剂以抑制宫缩,以免发生子宫破裂、不可纠正的胎儿窘迫。③一次引产输液量不宜超过 1 000 mL,缩宫素有抗利尿作用,可出现尿少,防止水中毒的发生。④妊娠期高血压疾病、妊娠合并心脏病者,滴速不宜过快。⑤如在引产过程中孕妇出现心慌、胸闷、寒战、皮疹、休克等情况,应立即停止用药,并及时抢救。⑥一次引产不成功,可于第二日、第三日重复使用,若仍无效可改用其他引产方式。

(2)人工破膜术　是目前晚期妊娠引产、催产的常用方法之一,简便有效,便于操作。它采用人工的方法使胎膜破裂,让羊水缓慢流出,以诱发或加强宫缩,缩短产程,加速分娩。

作用机制:使子宫肌纤维的收缩协调更有力,从而形成有效的分娩产力;促进宫颈成熟、宫口扩张、产程加速;缩宫素释放增加,随着羊膜囊的消失、羊水流出,胎头直接压迫宫颈,使宫颈旁的神经受到刺激,反射性地使缩宫素释放增加,从而进一步加强宫缩的强度。

操作步骤:孕妇排空膀胱,取膀胱截石位,胎心音正常,无胎儿窘迫、脐带先露等异常情况。取臀高位。常规消毒、铺巾。术者先用手指触及前羊膜囊,避开胎儿部分,然后手持穿刺针,在无宫缩的情况下,刺破胎膜使羊水缓慢流出。若羊水过多,前羊膜囊充盈明显,应在较高位置破膜,穿刺孔要小,使羊水缓慢流出,以免羊水流出过快、腹压骤减,引起胎盘早剥、羊水栓塞等。若羊水较少,破膜时,术者手推胎头,以利于羊水的流出。在操作过程中,记录破膜时间,要时刻注意观察羊水量、性状、颜色来了解胎儿宫内情况。

注意事项:①破膜后立即听胎心;②破膜后观察 1 h,根据宫缩强弱,静脉滴注缩宫素,以尽快结束分娩,减少感染;③破膜 12 h 没有分娩者,应行外阴无菌护理,减少肛查次数,避免上行感染,给予抗生素常规预防感染。

4.术后护理　①严格执行医嘱;②密切观察胎心、胎动、阴道流液、产程进展等情况,如有异常及时对症处理,必要时需剖宫产终止妊娠;③保持外阴清洁;④注意观察孕妇生命体征,防止子宫破裂、羊水栓塞等意外发生。

 问题分析与能力提升

病例摘要:女,29 岁,G₁P₀,平素月经规律,周期 30 d。现孕 41 周,无腹痛,无阴道出血,估计胎儿体重 3 500 g。彩超提示:双顶径 9.4 cm,羊水在正常范围,胎盘成熟度Ⅲ。

讨论:1.该孕妇可否行缩宫素药物引产? 注意事项有哪些?

2.术前该如何与孕妇沟通?

3.术后护理需要注意什么?

笔记栏

第六节　人工剥离胎盘术

用人工的方法使胎盘从子宫内剥离,称为人工剥离胎盘术。

1. 适应证　①胎儿娩出后 30 min,胎盘没有娩出者。②胎儿娩出后,胎盘部分剥离引起子宫出血,经按摩、给予子宫收缩药物,仍未能完全剥离者。

2. 禁忌证　考虑胎盘植入,人工剥离胎盘术不能完整剥离的,建议行子宫切除术。

3. 麻醉准备　宫颈内口较紧时,可选用丙泊酚全身麻醉。肌内注射可选用哌替啶、阿托品。宫颈内口较松时,可不使用麻醉药物。

4. 体位准备　产妇体位采用仰卧屈膝位或膀胱截石位。

5. 术前准备　①产妇取膀胱截石位,排空膀胱。②术者须严格注意无菌操作,重新消毒外阴,更换手套。③术前备血,建立静脉通道。

6. 手术步骤　术者手指并拢成圆锥状,沿脐带通过收缩环,到达宫体胎盘附着面。另一只手在腹部固定并向下按压子宫,然后顺胎盘面向下找到胎盘边缘与胎膜交界处,四指并拢向上剥离。固定宫体部与宫腔内操作的手配合动作,胎膜较坚韧一般能随同胎盘一起被剥离。待整个胎盘剥离后,用手牵拉脐带协助胎盘娩出。人工剥离胎盘后应立即肌内注射加强宫缩药物。

7. 注意事项　①通过收缩环时应特别小心,产后子宫下段薄弱,宫口松弛,如用力过猛或方向错误常可穿破子宫下段。②术者操作必须轻柔,切忌强行剥离或用手抓挖子宫壁,导致子宫破裂。当剥离时发现胎盘与子宫壁之间的界限不清,不能分离,找不到疏松的剥离面时,有可能为植入性胎盘,应停止剥离行超声检查。在超声引导下进行剥离,仍困难者并出血较多宜行次全子宫切除术。③胎盘娩出后,应仔细检查是否完整,如有缺损,应行清宫术或用手伸入宫腔清除残留的胎盘及胎膜,注意尽量减少宫腔内操作。

8. 术后护理　①胎盘剥离后仔细检查胎盘是否完整,以确定宫腔内是否有残留。②术后肌内注射缩宫素,也可静脉滴注,加强子宫收缩,防止产后大出血。③严密观察生命体征,使用抗生素预防感染。

问题分析与能力提升

病例摘要:女,30 岁,G_6P_5,既往 3 年内人工流产 5 次,月经不规律,量少,经行腹痛。于 2017 年 5 月 30 日年顺产分娩一女活婴,分娩后 30 min 胎盘不能自行剥离。

讨论:1. 该孕妇可否行人工剥离胎盘术?

　　　2. 注意事项有哪些?

　　　3. 术后护理需要注意什么?

第七节　剖宫产术

剖宫产术是指妊娠超过 28 周,经切开腹壁及子宫壁取出胎儿及其附属物的手术。目前广泛应用于临床,呈逐年增高趋势,它可有效降低孕产妇、胎儿的死亡率,操作快速、便捷。但存在着羊水栓塞、感染、盆腔脏器损伤、器官粘连、子宫瘢痕、产后大出血等后遗症、并发症,对产妇的健康和安全造成一定程度的威胁。因此,临床产科工作者应严格掌握手术适应证,提高手术质量,严格无菌操作,避免后遗症、并发症的发生。

（一）适应证

1. 母体方面

（1）产道异常:骨盆狭窄、头盆不称、软产道异常、瘢痕组织、盆腔肿瘤。

（2）产力异常:子宫收缩乏力经处理无效者。

（3）胎位异常:持续性枕后位、枕横位不能经阴道分娩者;初产妇臀先露,胎儿较大,产力不佳。

（4）前置胎盘、胎盘早剥。

（5）子宫有瘢痕者如子宫肌瘤剔除、剖宫产术。

（6）有先兆子宫破裂征象者。

（7）产妇合并全身性疾病如心脏病、糖尿病、妊娠期高血压疾病等,经积极治疗无效者,病情持续发展。

（8）引产或阴道助产失败,需短期内结束分娩者。

（9）高龄初产妇、不孕症患者、异常分娩史无子女者。

2. 胎儿方面　①胎儿窘迫、胎盘功能明显减退者、羊水过少不能在短时间内从阴道分娩者;②脐带脱垂,估计短时间内不能经阴道分娩者;③珍贵儿;④多胎妊娠;⑤巨大儿;⑥胎儿畸形。

（二）禁忌证

1. 死胎、能从阴道娩出的畸胎。

2. 产妇不能胜任手术又未能得到矫正的全身性疾病。

（三）麻醉准备

首选硬膜外麻醉,也可用针麻、局麻加强麻醉,必要时可用全麻。

（四）体位准备

一般取卧位,为防止仰卧位低血压综合征的发生,可选取左侧倾斜 10° ~ 15° 卧位。

（五）术前准备

1. 物品准备:剖宫产手术包 1 个,内有 25 cm 不锈钢盆 1 个,弯盘 1 个,卵圆钳 6 把,1、7 号刀柄各 1 把,解剖镊 2 把,小无齿镊 2 把,大无齿镊 1 把,18 cm 弯血管钳 6 把,10 cm、12 cm、14 cm 直血管钳各 4 把,组织钳 4 把,持针器 3 把,吸引器头 1 个,阑尾拉钩 2 个,腹腔双头拉钩 2 个,刀片 3 个,双层剖腹单 1 块,手术衣 6 件,治疗巾

10块,纱布垫4块,纱布20块,手套6副,1、4、7号丝线各1个,可吸收缝线若干包。

2. 心理准备:告知产妇、家属剖宫产的目的,耐心解答有关疑问,缓解其焦虑、紧张心情。告知有可能出现的并发症、后遗症,知情同意书签字。

3. 备血,开通静脉通道。

4. 腹部备皮。

5. 放置留置导尿管。

6. 术前禁用呼吸抑制剂。

7. 择期剖宫产者,手术前日晚上进流食,当日早晨禁食,急诊剖宫产立即禁食水。

8. 备好抢救新生儿的用品如气管插管、氧气、急救药品,必要时请新生儿科医师进手术室陪产。

(六)术式选择

1. 子宫下段剖宫产 切口在子宫下段,切口大小应以充分暴露子宫下段及顺利娩出胎儿为原则。在膀胱腹膜反折下面,此处宫壁薄,出血少容易愈合;感染、粘连及再次孕产子宫破裂机会相对减少,由于有以上优点,因而目前已广泛应用于临床。

2. 子宫体部剖宫产 切口在子宫体部,其特点是操作简单迅速,可在紧急情况下,迅速娩出胎儿,争取抢救机会。缺点是切口处宫壁厚,出血多,术后与腹腔脏器易粘连、感染,切口愈合不如子宫下段剖宫产术,再次妊娠瘢痕处裂开可能性较大,故已极少采用。仅用于前置胎盘等为抢救产妇和胎儿需紧急剖宫产时使用。

3. 腹膜外剖宫产术 各步骤未进入腹腔,均在腹膜外进行,需分离推开膀胱,暴露子宫下段,手术较复杂。因可避免手术对腹腔内脏器功能干扰及感染扩散,且术后肠蠕动恢复较快,腹痛也远较下段者轻,故对于胎早破、严重宫腔感染或潜在感染者尤为适用。

(七)手术步骤

1. 子宫下段剖宫产术

(1)消毒皮肤。

(2)铺无菌单。

(3)切开腹壁。

耻骨联合上横切口:为耻骨正中上2 cm为最低的两侧向上的对称弧形切口,达腹直肌两侧,切开皮肤及皮下脂肪。目前临床常选用此种切口。

纵切口:术者和第一助手皆以纱布垫于左手下,平放于切口两侧使皮肤绷紧;或术者左手以纱布按压耻骨联合上皮肤,右手持刀切开皮肤及皮下脂肪。

切口大小应以充分暴露子宫下段及顺利娩出胎儿为原则。

(4)切开筋膜,分离腹直肌 在筋膜中段切开一小口,用剪刀剪开筋膜,用止血钳提起前鞘筋膜,以组织剪插入筋膜与腹直肌肌腱之间,撑开剪刀分离前鞘与肌腱,然后剪开前鞘。接近耻骨联合时以肌钩拉开脂肪层以便将接近耻骨联合的筋膜剪开。找出腹直肌内侧游离缘,由此向上、向下分开,到达锥状肌时,为充分暴露术野,可切开锥状肌后鞘筋膜。

(5)切开腹膜。在切口上1/3处,以止血钳提起腹膜,与助手交替提起放松腹膜1~2次,为了避免肠管、大网膜被提夹于两钳间腹膜皱起处。用拇、示指搓揉或用刀柄挑试,证实皱起的腹膜无肠管、大网膜被提夹,即用刀切开一小口。将切开的边缘用止血钳夹起,向下切开腹膜,伸示指入腹腔向术者侧体拉撑起腹膜以便剪开。剪前用拇、示指触摸腹膜,检查膀胱是否在切线之内。

(6)探查腹腔。探查子宫旋转方向及程度、下段形成情况、胎头大小、先露高低,以估计子宫切口的位置及大小、手术的难易和相应措施。

(7)剪开膀胱返折腹膜。距子宫膀胱腹膜返折 2 cm 处钳起返折腹膜,横行剪开一小口,向两侧弧形延长至 10～12 cm,两侧各达圆韧带内侧。

(8)分离下推膀胱。用血管钳将子宫下段返折腹膜切口近膀胱侧的游离缘提起,术者以钝性将膀胱后壁与子宫下段分离并向下推移,使子宫下段充分暴露。如膀胱后血管明显,可将宫颈前筋膜剪开,在筋膜下推离膀胱,以减少出血。

(9)切开子宫。常规取子宫下段横切口:切口高度根据胎头位置高低而定,一般以胎头最大径线所在水平即下段最膨隆处为宜。胎头深嵌者宜低,最低距膀胱界不应短于 2 cm。胎头高浮者宜高,在下段与宫体交界处下 2 cm 为宜,若在交界处切开,宫壁厚薄相差悬殊,缝合困难,影响愈合。在子宫下段正中横行切开 2～3 cm,然后用两手示指向左、右两侧钝性撕开延长切口,阻力大时,不可使用暴力,应改用子宫剪剪开,左手示指引导下用子宫剪直视下弧形向两侧向上剪开。切口长度 10～12 cm,尽量避免刺破羊膜囊。

(10)娩出胎儿。用血管钳刺破羊膜,吸净羊水后,术者右手深入子宫内探查先露的方位及高低。如为头位,将手插至胎头前下方达枕额周径平面,按分娩机制转向子宫切口处提捞旋转胎头,当胎先露已达切口处时,以左手向上牵拉子宫切口上缘,右手将胎头以枕前位向子宫切口外上方托出,胎头娩出后立即用手挤出胎儿口、鼻腔中的液体,继而将胎儿颈部向一侧倾斜,两手牵拉胎儿下颌娩出一肩后,改向对侧牵拉,双肩娩出后立即向外提拉牵出胎体,断脐后新生儿交台下处理。

(11)娩出胎盘。胎儿娩出后,钳夹子宫切口上下缘及两侧壁,并向宫体注入缩宫素 20 U,待子宫收缩胎盘自然剥离后,牵拉脐带娩出胎盘、胎膜。如子宫收缩后胎盘仍不剥离,可徒手剥离胎盘娩出。如有胎盘、胎膜残留,可钳夹或刮匙刮取,纱布拭之,并检查胎盘、胎膜是否完整。用甲硝唑 100 mL 冲洗宫腔预防感染。

(12)缝合子宫切口。用 1-0 或 1 号肠线分两层缝合,缝合前检查切缘尤其两侧角部有无撕裂。第一层全层连续缝合,不穿透子宫内膜层。第二层褥式包埋缝合,进针深度为切缘的 2/3。

(13)缝合返折腹膜。用 1-0 号肠线连续缝合膀胱子宫返折腹膜。

(14)清洗。

(15)缝合腹壁,清点器械、敷料无误后分层缝合腹壁各层。

附▲手术配合:

(1)依次消毒皮肤,上至乳根,下至耻骨联合上。两侧至腋中线以及外阴大腿上 1/3 处。

(2)先以下、上、左、右顺序铺小单。再下、上各铺一层中单。最后铺洞巾。

(3)协助术者切开皮肤,拭血,以血管钳止血,以 1 号丝线结扎出血点。协助暴露术野。

(4)肌钩充分暴露术野,用一把止血钳协助术者分离腹直肌,分离出肌腱与筋膜间隙后以示指伸入间隙中,协助术者向上、下拉开肌腱。

(5)止血钳提起术者对侧相距 1 cm 处的腹膜,与术者交替提起放松。伸示指入腹腔向协助术

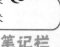

者侧体拉撑起腹膜,协助术者,以便剪开腹膜。

(6)探查后分别在宫体两侧与腹壁之间填入盐水纱垫,以推开肠管、防止羊水及血液进入腹腔。

(7)充分暴露术野,协助术者剪开膀胱返折腹膜。

(8)充分暴露术野,协助术者分离下推膀胱。

(9)充分暴露术野,协助术者切开子宫,压迫切口周围血管,拭血。协助术者钝性撕开子宫切口。

(10)吸净羊水。助手在子宫底加压,协助娩出胎头。

(11)清理手术区羊水、血液、胎便,止血。

(12)充分暴露术野,拭血。协助术者出针,打结,剪线。

(13)检查子宫伤口处有无出血、渗血。

(14)检查子宫及双侧附件有无异常,清洗腹腔。用无菌生理盐水冲洗腹腔。冲洗时提起腹膜,扩大盆腔容积。用吸引器将冲洗液吸净。

(15)打结,拉紧可吸收线,充分暴露术野,及时擦血。以0号可吸收线连续缝合腹膜、前鞘。缝合前鞘时,切忌将针扎入腹直肌中,造成腹直肌血肿。应常规检查腹直肌背面是否有腹直肌血肿,脂肪层可冲洗后用干纱布擦净。脂肪层可连续缝合,也可间断缝合。如患者脂肪层较厚,应间断缝合。皮肤采用可吸收线皮内缝合。

2. 子宫体部剖宫产术

(1)消毒皮肤。

(2)铺无菌单。

(3)切开腹壁纵切口:术者和第一助手皆以纱布垫于左手下,平放于切口两侧使皮肤绷紧;或术者左手以纱布按压耻骨联合上的皮肤,右手持刀切开皮肤及皮下脂肪。切口大小应以充分暴露子宫下段及顺利娩出胎儿为原则。

(4)切开筋膜,分离腹直肌:在筋膜中段切开一小口,用剪刀剪开筋膜,用止血钳提起前鞘筋膜,以组织剪插入筋膜与腹直肌肌腱之间,撑开剪刀分离前鞘与肌腱,然后剪开前鞘。接近耻骨联合时以肌钩拉开脂肪层以便将接近耻骨联合的筋膜剪开。找出腹直肌内侧游离缘,由此向上、下分开,到达锥状肌时,为充分暴露术野,可切开锥状肌鞘筋膜。

(5)切开腹膜:在切口上1/3处,以止血钳提起腹膜,与助手交替提起放松腹膜1~2次,以便不使肠管、大网膜被提夹于钳间腹膜皱起处。用拇、示指搓揉,证实皱起的腹膜无肠管、大网膜被提夹,即用刀切开一小口。将切开的边缘用止血钳夹起,向下切开腹膜,伸示指入腹腔向术者侧体拉撑起腹膜以便剪开。剪前用拇、示指触摸腹膜,检查膀胱是否在切线之内。

(6)探查腹腔:探查子宫旋转方向及程度、下段形成情况、胎头大小、先露高低,以估计子宫切口的位置及大小、手术的难易和相应措施。

(7)切开子宫:取两侧圆韧带之间的子宫壁正中纵切口4~5 cm至胎膜前,用子宫剪刀将上下端延长至10~12 cm,然后刺破胎膜。

(8)娩出胎儿:原则上以臀位助产方式完成。术者以右手扩大胎膜破口后伸入宫腔内握住胎足,以臀牵引方式娩出胎儿。胎儿娩出后立即在宫体部注射缩宫素10 U。

(9)娩出胎盘:胎儿娩出后,钳夹子宫切口上下缘及两侧壁,并向宫体注入缩宫素20 U,待子宫收缩胎盘自然剥离后,牵拉脐带娩出胎盘及胎膜。如子宫收缩后胎盘仍不剥离,可徒手剥离胎盘娩出。如有胎盘小叶残留,可钳夹或大刮匙刮取,纱布拭之,并检查胎盘胎膜是否完整。用甲硝唑 100 mL 冲洗宫腔预防感染。

（10）缝合子宫切口：子宫前壁的缝合按肌层厚薄而定。目前大多采用两层缝合法。

（11）清理腹腔。

（12）清洗。

（13）缝合腹壁：清点器械、敷料无误后分层缝合腹壁各层。

附▲手术配合：

（1）依次消毒皮肤，上至乳根，下至耻骨联合上。两侧至腋中线以及外阴大腿上1/3处两遍。

（2）先以下、上、左、右顺序铺小单。再下、上各铺一层中单。最后铺洞巾。

（3）协助术者切开皮肤，拭血，以血管钳止血，以1号丝线结扎出血点，协助暴露术野。

（4）肌钩充分暴露术野，用一把止血钳协助术者分离腹直肌。

（5）分离出肌腱与筋膜间隙后以示指伸入间隙中协助术者向上下拉开肌腱。

（6）止血钳以提起术者对侧相距1 cm处的腹膜，与术者交替提起放松。

（7）伸示指入腹腔向协助术者侧体拉起腹膜，协助术者，以便剪开腹膜。

（8）探查后分别在宫体两侧与腹壁之间填入盐水纱垫，以推开肠管、防止羊水及血液进入腹腔。

（9）协助术者，及时吸净溢出的羊水。

（10）立即清除新生儿口腔及呼吸道羊水、黏液，断脐。

（11）清理手术区羊水、血液及胎便并止血。

3.腹膜外剖宫产术

（1）消毒皮肤。

（2）铺无菌单。

（3）切开腹壁。

耻骨联合上横切口：为耻骨正中上2 cm为最低的两侧向上的对称弧形切口，达腹直肌两侧，切开皮肤及皮下脂肪。

纵切口：术者和第一助手皆以纱布垫于左手下，平放于切口两侧使皮肤绷紧或术者左手以纱布按压耻骨联合上的皮肤，右手持刀切开皮肤及皮下脂肪。

切口大小应以充分暴露子宫下段及顺利娩出胎儿为原则。

（4）切开筋膜，分离腹直肌：在筋膜中段切开一小口，用剪刀剪开筋膜，用止血钳提起前鞘筋膜，以组织剪刀插入筋膜与腹直肌肌腱之间，撑开剪刀分离前鞘与肌腱，然后剪开前鞘。接近耻骨联合时以肌钩拉开脂肪层以便将接近耻骨联合的筋膜剪开。找出腹直肌内侧游离缘，由此向上、下分开到达锥状肌时，为充分暴露术野，可切开锥状肌后鞘筋膜。

（5）分离膀胱前筋膜：在膀胱顶缘下2 cm左右的中点，用弯血管钳提起膀胱前筋膜，用剪刀经分离处分别向左右剪开直至每侧膀胱侧缘、重复此种方法分离膀胱筋膜3～4次，直至暴露膀胱肌纤维组织及膀胱肌壁内的血管为止。

（6）先游离膀胱顶部，牵引筋膜：上切缘的血管钳，使筋膜伸展开，术者左手垫纱布压迫固定腹膜，右手示指裹纱布，沿膀胱轻轻向下推膀胱，在脐旁韧带间往返推离2～3次后，膀胱被下推3～4 cm。

（7）分离膀胱子宫返折腹膜用刀柄或手指插入膀胱筋膜下，继续将膀胱筋膜从膀胱顶部游离。用弯血管钳紧贴膀胱左侧缘提起脂肪与结缔组织，剪开。将此处结缔组织和脂肪轻轻向左侧推开后，即可暴露宫颈左前壁的小部分，此处的外缘为拉开的结缔组织,上缘为后腹膜返折,下缘为膀胱左侧壁。

(8)返折腹膜自膀胱顶大部分或完全分离后,用钝性分离法将膀胱自子宫下段完全游离,暴露子宫下段。

(9)切开子宫:常规取子宫下段横切口,切口高度根据胎头位置高低而定,一般以胎头最大径线所在水平即下段最膨隆处为宜。胎头深嵌者宜低,最低距膀胱界不应短于 2 cm。胎头高浮者宜高,在下段与宫体交界处下 2 cm 为宜,若在交界处切开宫壁厚薄相差悬殊,缝合困难,影响愈合。在子宫下段正中横行切开 2 ~ 3 cm,然后用两手示指向左、右两侧钝性撕开延长切口,阻力大时,切不可用暴力,应改用子宫剪剪开,在后示指引导下用子宫剪直视下弧形向两侧向上剪开,切口长度 10 ~ 12 cm,尽量避免刺破羊膜囊。

(10)娩出胎儿:用血管钳刺破羊膜,吸净羊水后,以右手进入宫内,探查先露的方位及高低。如为头位,将手插至胎头前下方达枕额周径平面,按分娩机制转向子宫切口处提捞旋转胎头,当胎先露已发切口处时,以左娩向上牵拉子宫切口上缘,右手将胎头以枕前位向子宫切口外上方托出,胎头统出后立即用手挤出胎儿口、鼻腔中的液体,继而将胎儿颈部向一侧倾斜,两手牵拉胎儿下颌娩出一肩后,双肩娩出后立即向外提拉牵出胎体,断脐后,新生儿改向对侧牵拉,双肩娩出后立即向外提拉牵出胎体,断脐后,新生儿交台下处理。

(11)娩出胎盘:胎儿娩出后,钳夹持子宫切口上、下缘及两侧壁,并向宫体注入缩宫素 20 U,待子宫收缩胎盘自然剥离后,牵拉脐带娩出胎盘及胎膜。如子宫收缩后胎盘仍不剥离,可徒手剥离胎盘娩出。如有胎盘小叶残留,可钳夹或大刮匙刮取,纱布拭之,并检查胎盘胎膜是否完整。用甲硝唑 100 mL 冲洗宫腔预防感染。

(12)缝合子宫切口:用 1-0 或 1 号肠线分两层缝合,缝合前检查切缘尤其两侧角部有无撕裂。第一层全层连续缝合,不穿透子宫内膜层。第二层连续褥式包埋缝合,进针深度为切缘的 2/3。

(13)清洗腹膜外间隙:检查无出血后,用 1 号丝线间断缝合膀胱前筋膜 3 ~ 4 针,将膀胱复位。

(14)缝合腹壁:清点器械、敷料无误后分层缝合腹壁各层。

附▲手术配合:

(1)依次消毒皮肤,上至乳根,下至耻骨联合上,两侧至腋中线以及外阴大腿上 1/3 处。两遍。

(2)先下、上各铺一层中单。最后铺洞巾。

(3)协助术者切开皮肤,拭血,以血管钳止血,以 1 号丝线结扎出血点,协助暴露术野。

(4)肌钩充分暴露术野,用一把止血钳协助术者分离腹直肌。分离出肌腱与筋膜间隙后以示指伸入间隙中协助术者向上、下拉开肌腱。

(5)充分暴露术野,协助术者切开子宫,压迫切口周围血管,拭血。协助术者钝性撕开子宫切口。

(6)吸净羊水。助手在子宫底加压,协助娩出胎头。

(7)清理手术区羊水、血液及胎便,并止血。

(8)充分暴露术野,拭血。协助术者出针,打结,剪线。

(9)打结,拉紧可吸收线,充分暴露术野,及时拭血。以 0 号可吸收线连续缝合腹膜、前鞘。缝合前鞘时,忌将针扎入腹直肌中,造成腹直肌血肿,应常规检查腹直肌背面是否有腹直肌血肿。脂肪层可用无菌生理盐水冲洗后用干纱布擦净。脂肪层可连续缝合,也可间断缝合。如患者脂肪层较厚,应间断缝合。皮肤采用可吸收线皮内缝合。

(八)注意事项

1.子宫切口的选择。切口够大、部位适宜是预防术中出血及娩头顺利的关键。子宫下段横切口应选择相当胎头最大周径的部位,胎头位置较高或较低,切口可适当调整,但不宜超出子宫下段。钝性撕开切口时,要注意子宫右旋的特点,避免切口偏向一侧损伤子宫动脉,造成大出血。向左右两侧延伸切口勿用暴力,遇到阻力大即停止。

2.胎头娩出困难,常见的原因为腹壁切口或子宫切口过小、胎头位置过低或过高浮、枕后位等,应针对原因做相应处理。延长腹壁切口应注意皮肤与筋膜的阻力,子宫切口过小可于切口上缘中点向上做T形切口。胎头嵌入骨盆过深,可由助手经阴道上推胎头,或术者用手伸入宫腔握住胎足,以臀位娩出。胎头位置不正应矫正后娩出。

3.子宫切口缝合必须解剖层次清楚,对合整齐,不留死腔,缝线深浅松紧适度,以防伤口愈合不良。

4.术中仔细清理宫腔,防止胎膜胎盘残留,有感染可能者,用0.5%甲硝唑冲洗宫腔,以防术后宫腔感染。

5.关腹前清除腹腔的羊水及积血,以防术后感染与粘连。

6.术毕常规行阴道检查,如宫颈口未扩张可用示指使之扩张,同时另一只手按压宫底,排出宫腔、阴道积血。

(九)术后护理

1.术后一般护理同其他开腹手术。

2.注意观察伤口渗血及阴道流血情况。如阴道流血多、色较新鲜应及时报告医生,给予处理。

3.患者专人护理,去枕平卧,头转向一侧,及时清除呕吐物及呼吸道分泌物,避免吸入性肺炎。硬膜外麻醉患者,平卧6 h,术后12~24 h改半卧位,以利恶露排出,情况良好者,鼓励尽早下床活动,有利于恶露排出和术后恢复。

4.术后母儿无特殊情况,在麻醉清醒后可抱新生儿接触、吸吮乳头。

5.术后6~12 h进流质饮食,以后根据胃肠功能恢复情况,改半流质及普通饮食。不能进食或进食不足者,应给静脉补充液体、电解质。

6.剖宫产术后常规留置导尿管24~48 h,能自行排尿者,应尽早取下尿管。特殊情况须保留3~5 d者,要按时换尿袋,保持尿管通畅。

7.观察伤口,一般术后3 d,观察伤口有无红肿、渗出,如有感染征象应提前拆线。

8.酌情补充液体2~3 d,按医嘱使用抗生素以预防感染。

9.指导产妇出院后保持外阴部清洁;至少避孕2年,以免再次妊娠发生子宫破裂;鼓励产妇母乳喂养;摄取营养丰富的食物,有利于体力恢复;及时排尿及排便,促进盆底肌及腹肌的张力恢复,避免腹部皮肤过度松弛;产后42 d到医院做产后健康检查。

问题分析与能力提升

病例摘要：女,29 岁,G_2P_1,于 2 年前剖官产分娩一女活婴。现孕 40^{+3} 周,阴道少量出血,腹部轻微疼痛。产科检查:官口未开,官颈管长约 2 cm,质稍硬。

讨论:1. 该孕妇选择何种方式终止妊娠?

    2. 术前该如何与孕妇沟通?

    3. 术后护理需要注意什么?

第八节　新生儿抚触技术

新生儿抚触是通过抚触者的双手,对新生儿的皮肤进行有序的、有手法技巧的科学抚触和按摩,让良好温和的刺激通过皮肤感受器上传到新生儿中枢神经系统从而促进其身心健康发育的一种新型护理技术。

对母婴的益处:①促进新生儿神经系统的发育;②有助于增加新生儿的体重,改变睡眠节律,提高应激能力;③改善新生儿的呼吸、循环系统功能,使其呼吸变得平稳;④稳定新生儿的情绪、减少哭闹;⑤促进皮肤血液循环和新陈代谢功能;⑥增加新生儿机体的免疫力,有助于疾病的康复;⑦促进母子感情交流,给新生儿更多的安全感,提高了母亲的良性反馈,促进母乳分泌,有助于母乳喂养,缓解产妇哺乳期焦虑。

一、抚触准备

1. 环境温暖　室温 26~28 ℃,安静、清洁,播放舒缓音乐。物品准备:毛巾、尿片、替换衣物、婴儿润肤油、润肤乳液。

2. 清洁双手　抚触前,操作者应取下手表、戒指等,以避免抚触时伤及新生儿。用肥皂、流动水清洁洗手。注意温暖自己的双手,并将婴儿润肤油涂于手掌,以润滑肌肤,防止皮肤干燥。抚触的手法是用抚触者的拇指、四指指腹和掌面与新生儿皮肤接触。

3. 时间　抚触选择在新生儿 2 次喂奶之间,新生儿处于清醒、安静状态时,最好在沐浴后、午睡醒后、晚上睡前。每日 1 次,每次 10~15 min。

二、操作方法

(一)抚触顺序

一般体位是先仰卧位后俯卧位。顺序沿头面部—胸部—腹部—上肢—下肢—背部。也可采用先俯卧位后仰卧位,顺序是沿背部—头面部—胸部—腹部—上肢—下肢,此种方法更接近新生儿在母体宫腔内的姿势,易于新生儿接受。

(二)操作手法

1. 头部抚触　抚触者在手掌中倒适量婴儿油,双手搓热,婴儿仰卧位,从前额中心

笔记栏

处开始,用双手拇指轻轻往外推压,然后依次是眉头、眼窝、人中、下巴。这些动作可以舒缓新生儿脸部因吸吮、啼哭造成的紧绷。一般做 6 个节拍。

2. 胸部抚触　双手放在新生儿两侧肋缘,先是右手向上滑向新生儿的右肩,然后复原;换左手,左手向上滑向新生儿的左肩,然后复原。这个动作可以顺畅呼吸循环。一般做 6 个节拍。

3. 上肢抚触　双手捏住新生儿的一只胳膊,从上臂到手腕轻轻挤捏,再按摩手掌和每个手指。换新生儿的另一只胳膊,方法同前。这个动作可以增强新生儿手臂、手的灵活反应,增加运动协调功能。一般做 6 个节拍。

4. 腹部抚触　①右手四指指腹推按右上腹至右下腹;②右上腹—左上腹—左下腹;③右下腹—右上腹—左上腹—左下腹。在新生儿腹部以顺时针方向抚触,这样可以加强新生儿的排泄功能,有助排气,缓解便秘,抚触动作要在新生儿下腹结束(右下方),这是排泄器官所在部位,目的是把排泄物推向结肠。一般做 6 个节拍。

5. 下肢抚触　从新生儿股部开始轻轻挤捏至膝、小腿,然后按摩脚踝、足底、足趾。该动作增强腿和足的灵活反应,增加运动协调功能。一般做 6 个节拍。

6. 背部抚触　让新生儿趴在床上(注意婴儿脸部,使其呼吸顺畅),双手轮流从其头部开始沿颈顺着脊柱向下按摩,再用双手指尖轻轻从脊柱向两侧按摩。动作结束后,抚触者手轻轻抵住新生儿小脚,使新生儿顺势向前爬行。该动作可以舒缓新生儿背部肌肉。一般做 6 个节拍。

三、注意事项

1. 抚触开始时力度要轻,根据新生儿的反应情况逐渐增加力度,使其慢慢适应,不要强迫新生儿保持固定姿势。

2. 确保抚触时不受外界干扰,可播放一些柔和的音乐,帮助新生儿放松。

3. 新生儿觉得疲劳、饥渴或哭闹时都不宜抚触。

4. 如果新生儿脐部结痂未脱落,不要抚触腹部。

5. 抚触前双手适当的涂润肤油,减少抚触时的摩擦。出生后第一天即可开始对新生儿进行抚触。

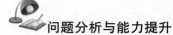

问题分析与能力提升

病例摘要:女婴,3 个月余,剖官产分娩。新生儿面色红润,肢体反应灵敏,大便 2 日 1 次,由家属怀抱前来。

讨论:1. 该新生儿可否行新生儿抚触? 注意事项有哪些?

2. 抚触者抚触前该做何准备?

第九节　骨盆测量技术

　　骨盆大小、形状是决定胎儿能否经阴道顺利分娩的重要因素之一,是产前不可缺少的检查。骨盆测量虽不能直接测量骨盆内径,但可从骨盆测量各径线的比例中,间接判断骨盆的大小、形态。

　　1.适应证　产前检查。

　　2.检查准备　骨盆测量器、手套。

　　3.检查方法　嘱孕妇排空膀胱,检查者站立于孕妇右侧,使用骨盆测量器测量以下4个径线。

　　(1)髂棘间径　孕妇取仰卧位,两腿伸直,平躺于检查床上。测量两髂前上棘外缘的距离,正常范围为23~26 cm。

　　(2)髂嵴间径　孕妇取仰卧位,两腿伸直,平躺于检查床上。测量两髂嵴最宽外缘的距离,正常范围为25~28 cm。

　　通过以上两径线可间接估算骨盆入口横径长度。

　　(3)骶耻外径　孕妇左侧卧位,右腿伸直,左腿屈曲。测量第5腰椎棘突下至耻骨联合上缘中点的距离,正常范围为18~20 cm。第5腰椎棘突下相当于米氏菱形窝的上角,此径线能间接推测骨盆入口前后径的长度,是骨盆测量中最重要的径线。

　　(4)坐骨结节间径　孕妇取仰卧位,两腿弯曲,双手抱双膝。测量两坐骨结节内侧缘的距离,正常范围为8.5~9.5 cm。也可用检查者拳头测量,若其间能容纳成人手拳,则>8.5 cm,属于正常。此径线直接测得骨盆出口横径长度。若此值<8.5 cm时,应测量出口后矢状径。

　　(5)耻骨弓角度　用两手拇指指尖斜着对拢,放于耻骨联合下缘,左右两拇指平放于耻骨降支上,测量两拇指间的角度即是耻骨弓角度,正常值为90°,<80°为不正常。此角度能反映骨盆出口横径的宽度。

　　3.注意事项　①检查者语言亲切,动作轻柔熟练。检查前告知患者该检查的目的、操作方法,缓解其紧张情绪。②检查结束,根据需要协助孕妇起身。③注意孕妇体位变动、各径线正常值范围,测量数据要准确详细记录。

问题分析与能力提升

　　病例摘要:女,30岁,已婚,2014年顺产分娩一女活婴。平素月经规律。孕期常规检查,无其他异常。现宫内孕39周,轻微腹痛、阴道少量见红1 h,步行前来就诊。

　　讨论:1.作为接诊护士,如何处置该患者?

　　　　　2.该患者可否行骨盆测量检查? 具体如何操作?

笔记栏

第十节　腹部四部触诊技术

产科通过四步触诊法检查,以了解子宫大小、胎产式、胎先露、胎方位以及先露部是否衔接。

1. 适应证　产前检查。

2. 检查方法　孕妇排尿后取仰卧位,双腿屈曲,平躺在检查床上。前三步手法,要求检查者站在孕妇右侧,面向孕妇;第四步手法时,要求检查者面向孕妇足端。

(1)第一步手法　检查者双手置于子宫底部,向下稍加按压,以了解子宫大小、形态并摸清宫底高度,检查胎儿大小与妊娠周数是否相符。然后用双手指腹轻轻触摸子宫底部,判断宫底部的胎儿部分为臀位、头位及其他。若为胎头则圆而硬容易推动且有浮球感(用手指经腹壁轻轻触动胎儿部分,有胎儿漂动又回弹的感觉)。若为胎臀则较宽且软、形状略不规则,轻轻推动胎臀时胎身也随之运动。若为肩先露则宫底高度较正常妊娠月份低,宫底处空虚摸不到胎头或胎臀。若在宫底部未触及大的部分,可能为横产式。

(2)第二步手法　检查者两手分别放于腹壁两侧。一只手固定,另一只手轻轻向对侧深按,两手交替操作,仔细分辨胎背和胎儿的肢体。若触及平坦饱满部分为胎背,并确定胎背方向(向前、向后或侧方);若触及高低不平、可变形部分则为胎儿肢体,有时可以感觉到胎儿肢体活动。

(3)第三步手法　检查者右手拇指与其余四指分开,放在耻骨联合上方握住胎先露部,再次复核胎先露部是胎头或胎臀,并左右推动以判断是否衔接。胎头圆而硬,胎臀较宽且软、形状略不规则,根据胎头、胎臀形态不同加以区别。若胎先露部未入盆可被推动,若已衔接则不能被推动。

(4)第四步手法　检查者两手分别放在胎先露部的两侧,沿着骨盆入口方向向下深插,进一步确诊胎先露、先露部入盆的程度。完全入盆时,若胎先露为胎头,在两手下插过程中,一只手可顺利进入骨盆入口,另一只手被胎头隆起部阻挡不能继续深插,该隆起部称为胎头隆突。若被胎儿肢体同侧阻挡,为胎头处于俯屈位置的枕先露,胎头隆突为额骨;若与胎背同侧有阻挡,为胎头处于仰伸位置的面先露,胎头隆突为枕骨。

3. 注意事项　①检查者语言亲切,动作轻柔,检查前告知患者该检查的目的、操作方法,缓解其紧张情绪。②检查结束,根据需要协助孕妇起身。介绍检查结论。③通过产科四步触诊法检查对胎先露部是胎头还是胎臀难以确定时,可进超声检查协助诊断。

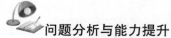

问题分析与能力提升

病例摘要:女,26岁,已婚,平素月经规律。现宫内孕37周,无腹痛、阴道出血等异常不适,孕期无其他异常。常规孕期检查。

讨论:1. 作为接诊护士,首先该如何处置该患者?

2.该患者可否行四步触诊检查？具体如何操作？

第十一节　妇科检查技术

妇科检查,也称盆腔检查。包括外阴检查、阴道窥阴器检查、双合诊检查、三合诊检查、肛腹诊检查。

(一)检查准备

阴道窥器、无菌手套、会阴垫。

(二)检查方法

1.外阴检查　观察外阴发育、阴毛情况,有无畸形、炎症、溃疡、赘生物、肿块及皮肤、黏膜色泽及质地变化,分开两侧小阴唇,观察尿道口周围黏膜色泽及有无赘生物。处女膜是否完整或处女膜孔是否闭合,无性生活的处女膜一般完整未破,其阴道口勉强可容示指,有性生活的阴道口能容两指通过,经产妇的处女膜留有残痕有时可见会阴一侧侧切瘢痕。检查时嘱患者用力向下屏气,观察有无阴道前后壁膨出、子宫脱垂、尿失禁、前庭大腺有无肿胀等。

2.阴道窥器检查　嘱患者排尿后取膀胱截石位,外阴消毒后,放置阴道窥器。先将阴道窥器两叶合拢,用左手示指和拇指分开两侧小阴唇,暴露阴道口,右手持准备好的窥器避开敏感的尿道周围区,直接沿阴道侧后壁缓慢插入阴道内,然后向上向后推进,边推进边将两叶转平,并逐渐张开两叶,直至充分暴露宫颈。

暴露宫颈后,旋紧窥器侧部螺丝,将窥器固定在阴道内。观察宫颈大小、色泽及宫颈外口有无糜烂、撕裂、囊肿、息肉、赘生物,宫颈有无接触性出血、异常分泌物。同时可采集宫颈刮片、宫颈管分泌物涂片和培养的标本。

放松窥器侧部螺丝,旋转窥器,观察阴道前后壁、侧壁黏膜色泽、皱襞多少,有无阴道隔、双阴道等先天畸形,有无溃疡、赘生物等。注意观察阴道内分泌物的多少、黏稠度、色泽,有无异常气味。阴道分泌物异常者应做阴道炎六联检检查,查找是否有滴虫、念珠菌、淋菌及线索细胞等。

旋松窥器侧部螺丝,合拢窥器两叶,取出阴道窥器。

若患者阴道壁松弛,宫颈难以暴露,可更换大号窥器进行检查。无论放入或取出窥器的过程中,检查者动作轻柔,避免窥器两叶顶端直接伤及宫颈或引起患者疼痛不适。

3.双合诊检查　双合诊检查是检查者右手(或左手)两指(示指和中指)放入阴道内,左手(或右手)在患者腹部配合检查,以扪清阴道、宫颈、宫体、输卵管、卵巢、子宫韧带和宫旁结缔组织,了解其有无异常增大、质地软硬度、肿物、压痛等,从而了解病变组织的范围、性质。

嘱患者排尿后取膀胱截石位,外阴消毒后,检查者右手(或左手)戴好无菌手套,示指、中指涂润滑剂后,轻轻通过阴道口,沿后壁放入阴道,检查阴道是否畅通、深度,有无瘢痕、畸形、肿块、触痛。

检查宫颈大小、形状、硬度,宫颈外口形态有无异常、有无异常赘生物,摇动宫颈有

笔记栏

无疼痛(简称宫颈抬举痛)等。进一步检查子宫,在阴道内将示、中两指放在宫颈后方,向上、向前抬举宫颈,另一只手在腹部轻轻向阴道方向下压,配合阴道内的两指协同检查。

检查子宫位置、大小、形态、质地、活动度、有无压痛。可根据宫颈及外口朝向估计子宫位置:宫颈外口方向朝后时宫体多为前倾;宫颈外口朝前时宫体多为后倾,朝前且阴道内手指伸达后穹窿顶部即可触及宫体时,子宫为后屈。

检查附件,在阴道内示、中两指由宫颈后方移至侧穹窿,尽可能往上向盆腔深部触诊,于此同时,另一只手从同侧腹壁髂棘水平开始,由上往下按压腹壁,与阴道内两指相对应,以触及子宫附件有无肿块、增厚、压痛。若触及肿块应注意其位置、大小、形态、软硬度、活动度,与子宫关系,有无压痛、粘连,边界是否清楚。正常情况下双合诊输卵管不能触及,卵巢偶可触及,触及时卵巢有酸楚感。

4. 三合诊检查　经直肠、阴道、腹部联合检查,称为三合诊。嘱患者排尿后取膀胱截石位,外阴消毒后,检查者右手(或左手)戴好无菌手套,示指、中指涂润滑剂后,一只手示指放入阴道,中指插入直肠,其余检查步骤与双合诊相同。三合诊是对双合诊检查不足的重要补充。通过三合诊可扪清后倾、后屈位子宫的大小、形态,发现子宫后壁、宫颈旁、子宫直肠陷凹、宫骶韧带及盆腹腔后部的病变,估计盆腹腔内病变范围,与子宫、直肠的关系,特别是肿块与盆壁的关系,以及扪诊阴道直肠隔、骶骨前方或直肠内有无病变。因此,三合诊在生殖器官肿瘤、结核、子宫内膜异位症、炎症病变时的检查尤为重要。

5. 直肠-腹部检查　检查者一只手示指伸入直肠,另一只手在腹部配合检查,称为直肠-腹部诊,简称肛腹诊。适用于无性生活史、阴道粘连或闭锁、阴道肿瘤不宜行双合诊的患者。

(三)检查记录

按由外及内的顺序记录,外阴→阴道→宫颈→子宫→附件,具体如下:

1. 外阴　阴毛色泽、浓密、稀疏、分布,发育情况。有异常情况时,具体描述。

2. 阴道　是否通畅,有无异常增生、肿物,黏膜情况,分泌物色、量、性状、有无异常气味。

3. 宫颈　是否光滑,大小,硬度,活动度,有无糜烂、息肉、黏膜下肌瘤、异常增生、撕裂,有无接触性出血、抬举痛、色素沉着等。

4. 子宫　位置,大小,活动度,软硬度,表面是否平整,有无异常突起、压痛、反跳痛等。

5. 附件　是否可触及,有无条索状、肿物、增厚、压痛。若触及肿物,应记录其大小、位置、多少、软硬度、压痛、反跳痛、表面是否光滑、活动度、与周边组织有无粘连、边界是否清楚等。

(四)注意事项

1. 检查者严谨认真、语言亲切、动作轻柔,告知患者尽可能放松腹肌。男医师检查时,需有其他女性医务人员在场。

2. 妇科检查室室温适中,天冷时注意保暖。环境安静,让患者感到放松。

3. 检查前嘱患者排空膀胱。每检查一人换一张会阴垫,避免交叉感染。

4.经期避免妇科检查。若阴道异常流血须做检查时,应先消毒外阴,使用无菌手套及器械,避免发生感染。

5.患者取膀胱截石位,臀部置于台缘,头部略抬高,两手平放于身旁,以使腹肌松弛。检查者面向患者。危重患者不宜搬动时可在病床上检查。

6.对无性生活史者禁做阴道窥器检查及双合诊、三合诊检查,应行直肠-腹部检查。病情需要做此项检查时,应征得患者及其家属同意后,方可进行。

问题分析与能力提升

病例摘要:女,28岁,已婚,未生育。LMP:2017.3.10(按病历书写规范),初诊时间4月20日。平素月经规律,无痛经史。尿人绒毛膜促性腺素(HCG)(+),左侧腹部突然剧烈疼痛,阴道点滴出血,下腹部坠胀不适。急诊入院,患者面色苍白,疼痛难忍,呈蜷缩状。

讨论:1.作为接诊护士,首先该如何处置该患者?

2.根据初步判断,该患者可否行阴道窥器检查、双合诊检查?

参考文献

［1］李耀军.高级助产学［M］.北京:科学出版社,2015.

［2］魏碧蓉.高级助产学［M］.2 版.北京:人民卫生出版社,2012.

［3］张宏玉,蔡文智.助产学［M］.北京:中国医药科技出版社,2014.

［4］任辉.助产理论与实践［M］.北京:人民卫生出版社,2011.

［5］谢幸,苟文丽.妇产科学［M］.8 版.北京:人民卫生出版社,2013.

［6］郑修霞.妇产科护理学［M］.5 版.北京:人民卫生出版社,2012.

［7］蔡文智,王玉琼.妇产科护理学［M］.2 版.北京:人民卫生出版社,2013.

［8］夏海鸥.妇产科护理学［M］.3 版.北京:人民卫生出版社,2014.

［9］陆虹,何荣华.妇产科护理学［M］.北京:北京大学医学出版社,2015.

［10］张金萍,张雷家.生殖健康与优生［M］.杭州:浙江大学出版社,2013.

［11］耿德勤.临床心理学［M］.南京:江苏科学技术出版社,2011.

［12］杨艳杰.护理心理学［M］.3 版.北京:人民卫生出版社,2012.

［13］李红玉,王凤琴.护理心理学［M］.3 版.南京:江苏凤凰科学技术出版社,2015.

［14］李增庆.优生优育学［M］.武汉:武汉大学出版社,2007.

［15］中国优生科学协会.胎教必读［M］.北京:中国妇女出版社,2011.

［16］常青,刘兴会,邓黎.助产理论与实践［M］.北京:人民军医出版社,2015.

［17］曹泽毅.中华妇产科学［M］.3 版.北京:人民卫生出版社,2014.

［18］孙丽芳,张志斌.护理伦理学［M］.南京:东南大学出版社,2012.

［19］王锦帆,尹梅.医患沟通［M］.北京:人民卫生出版社,2013.

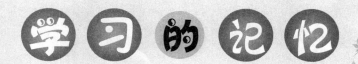

小事拾遗：
_____
_____
_____
_____
_____
_____
_____

学习感想：
_____
_____
_____
_____
_____
_____

　　学习的过程是知识积累的过程，也是提升能力、稳步成长的阶梯，大家的注释、理解汇集成无限的缘分、友情和牵挂，请简单手记这一过程中的某些"小事"，再回首时定会有所发现、有所感悟！

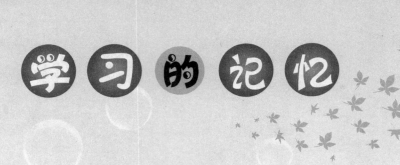

学习的记忆

姓名：＿＿＿＿＿＿＿＿＿＿

本人于20＿＿＿年＿＿＿月至20＿＿＿年＿＿＿月参加了本课程的学习

> 此处粘贴照片

任课老师：＿＿＿＿＿＿＿＿＿ ＿＿＿＿＿＿＿＿＿   班主任：＿＿＿＿＿＿＿＿＿＿

班长或学生干部：＿＿＿＿＿＿＿＿＿ ＿＿＿＿＿＿＿＿＿ ＿＿＿＿＿＿＿＿＿

我的教室（请手写同学的名字，标记我的座位以及前后左右相邻同学的座位）